正骨治疗颈腰椎病

甘宗东 赵 江 主 编

中国科学技术出版社
·北 京·

图书在版编目（CIP）数据

正骨治疗颈腰椎病 / 甘宗东，赵江主编. -- 北京：中国科学技术出版社，2021.3

ISBN 978-7-5046-8654-1

Ⅰ. ①正… Ⅱ. ①甘… ②赵… Ⅲ. ①颈椎－脊柱病－正骨疗法 ②腰椎－脊柱病－正骨疗法 Ⅳ. ① R274.2

中国版本图书馆 CIP 数据核字（2020）第 143074 号

策划编辑	崔晓荣
责任编辑	张晶晶
装帧设计	华图文轩
责任校对	邓雪梅
责任印制	马宇晨

出　　版	中国科学技术出版社
发　　行	中国科学技术出版社有限公司发行部
地　　址	北京市海淀区中关村南大街 16 号
邮　　编	100081
发行电话	010-62173865
传　　真	010-62179148
网　　址	http：//www.cspbooks.com.cn

开　　本	880mm×1230mm　1/32
字　　数	110 千字
印　　张	3.5
彩　　插	10 页
版　　次	2021 年 3 月第 1 版
印　　次	2021 年 3 月第 1 次印刷
印　　刷	河北鑫兆源印刷有限公司
书　　号	ISBN 978-7-5046-8654-1/R・2588
定　　价	28.00 元

内容提要

　　本书从简便实用出发，简要介绍了颈椎病、腰椎间盘突出症的基础知识，并结合临床经验，编者着重阐述了正骨治疗颈腰椎病的原理、方法、优势和典型病例，以及颈腰椎病患者如何运用中医传统的正骨复位，拨筋入槽，温经散寒止痛的原理自我治疗颈腰椎病。为患者和易患人群提供了一种防治结合的新方法，是颈腰椎病防治突破性的创新成果。本书适合颈腰椎病患者、患者家属及基层医务工作者阅读参考。

编 委 会

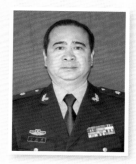

　　甘宗东，云南省军区昆明退休干部休养所门诊部主任、副主任医师，正骨治疗颈腰椎病技术发明人，"颈腰椎正骨枕"发明人。发表医学论文20余篇，获得国家专利5项，获得军队科技进步奖三等奖1项，参与军队科技进步奖二等奖1项。

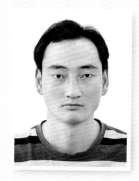

　　赵江，云南省疾病预防控制中心副主任医师。参与编写专著2部，发表专业论文20余篇。

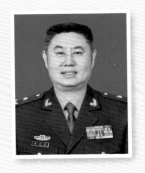

徐永清，男，医学博士，现任中国人民解放军联勤保障部队第九二〇医院附属骨科医院院长，全军创伤骨科研究所所长，骨科主任，主任医师，博士研究生导师，博士后导师，专业技术少将，技术三级。

目前主要研究领域包括：穿支皮瓣的临床应用；股骨头坏死、人工髋关节置换、骨髓炎骨缺损发生发展机制及临床治疗；创伤骨科修复重建；人工腕关节研发等。

目前担任的主要学术职务有：中国康复医学会修复重建委员会候任主任委员，中华医学会显微外科学会候任主任委员，中国医师协会显微外科副主任委员，中国医师协会骨科分会常委，全军显微外科学会主任委员，全军第九届和第十届科委会常委，云南省医学会骨科分会第七届和第八届主任委员，云南省医学会创伤分会主任委员，云南省医师协会骨科分会主任委员，中国解剖学会临床解剖学分会副主任委员。《中华显微外科杂志》副主编、《中华创伤骨科杂志》副主编、《中国修复重建外科杂志》副主编、《中国临床解剖学杂志》副主编，《中华手外科杂志》编委、《中华创伤杂志》编委、《实用手外科杂志》常务编委等。担任国际显微外科修复重建委员会委员，AO 校友会成员，SICOT 理事。

发表论文 300 余篇，其中 SCI 收录论文 37 篇，主编和参编专著 27 部。获国家科技进步奖二等奖 1 项，云南省科技进步奖一等奖 3 项，云南省创新团队奖 1 项，云南省技术发明一等奖 1 项，上海市科技进步奖一等奖 1 项，中华医学奖二等奖 1 项，军队及云南省二等奖共 9 项，军队及云南省级科技进步奖、医疗成果奖三等奖 28 项，比利时 Mimics 创新一等奖 1 项。目前承担国家自然科学基金 3 项。

贺甘总东竹简书法获奖

弘扬国粹中医妙
创造竹简疗法神

戊戌春节董海钧撰玉

原解放军某基地政治部主任董海钧将军题词

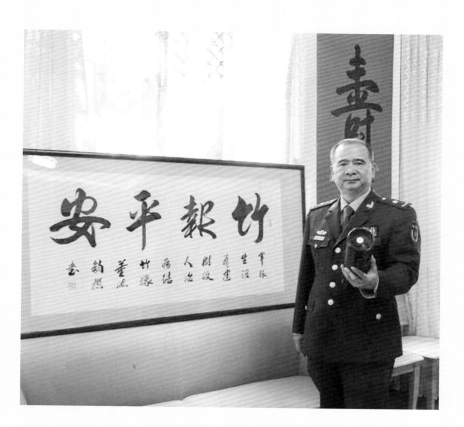

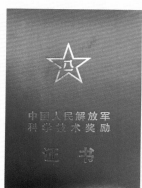

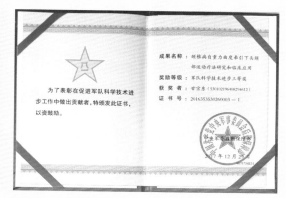

甘宗东及其获奖证书

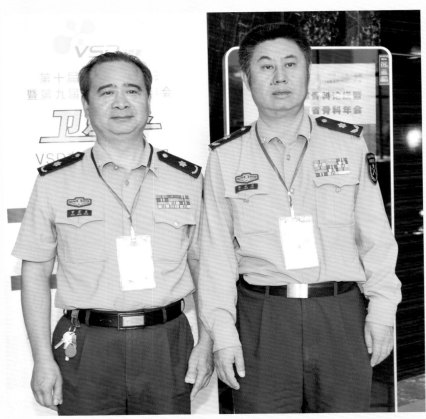

甘宗东（左）与全军创伤骨科研究所所长徐永清教授（右）在第十届西部骨科论坛

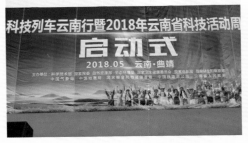

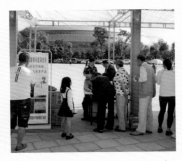

2018 年甘宗东参加科技列车云南行暨 2018 年云南省科技活动周为民义诊服务

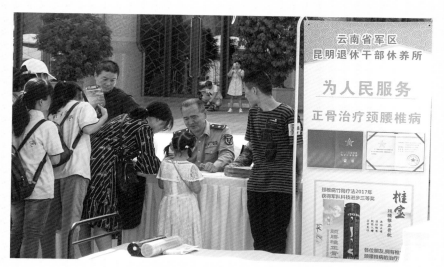

2019年参加云南省科技活动周为民义诊服务

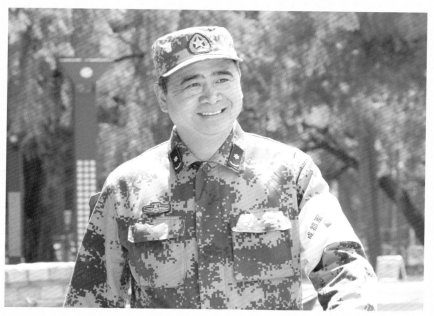

甘宗东到训练场为官兵服务

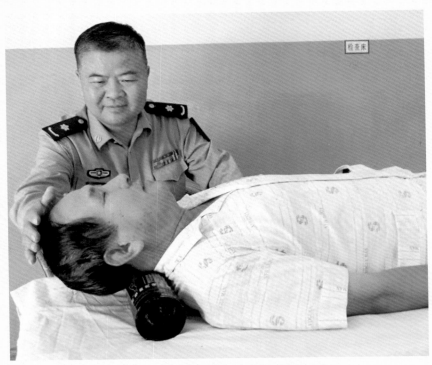

邵付印主任指导患者颈腰椎正骨枕治疗颈椎病

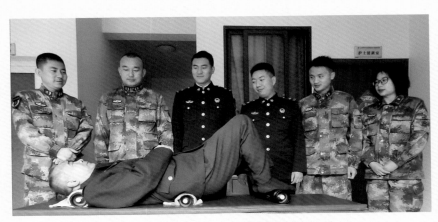

甘宗东为官兵文职人员示范正骨枕使用方法

　　本书从简便实用出发，简要介绍了颈椎病、腰椎间盘突出症的基础知识，并结合自己的临床经验，着重阐述了正骨治疗颈腰椎病的原理、方法、优势和典型病例，以及颈腰椎病患者如何运用正骨复位自我治疗颈腰椎病。为患者和易患人群提供了一种防治结合的新方法，是颈腰椎病防治突破性的创新成果。本书适合颈腰椎病患者、患者家属及基层医务工作者阅读参考。

　　正骨治疗颈腰椎病，即通过运用中医传统的正骨复位，拨筋入槽，温经散寒止痛的原理对脊柱颈、腰椎运动节段的各种组织进行和谐性调整，使移位的筋骨、关节复原解剖或代偿位置，从而恢复生物力学的动态平衡和生理功能。

　　人类的生产活动进入了以现代信息技术为基础的互联网时代。手机、轿车的普及，人们生活节奏的加快，户外活动的减少，社会老龄化等因素使颈腰椎病的发病率逐年增高，而且发病年龄趋向年轻化。颈腰椎病多种多样的临床症状和表现，严重影响着人们的健康和生活质量。

　　颈腰椎病以颈椎病、腰椎间盘突出症最为常见，而颈椎病、腰椎间盘突出症最常见的临床表现即颈痛、腰痛。其大多属于在诱发因素长期作用下产生的缓慢发展的退行性病理改变。为避免颈椎病、腰椎间盘突出症的发生，人们有必要掌握一些基本的颈腰椎病防护知识。颈椎病、腰椎间盘突出症可防可治，只要认识到它的危害性，重视脊柱的健康保护，采取合适的方法，大多数颈椎病、腰椎间盘突出症是可以自我防治的。

中医学历来强调天人合一，正骨治疗颈腰椎病具有严谨的科学依据，采用正骨复位从人体脊柱整体观出发，适应人体颈、腰椎的生理曲度，通过自身头颅、腰部的重量及曲度牵引顶伸，矫正颈腰椎的生理曲度；头颈部、腰部运动锻炼增强颈腰椎的稳定性以及热疗等综合一体的治疗作用，即正骨复位、拨筋入槽、温经散寒、通络止痛的中医传统原理，使颈腰椎病患者的颈椎、腰椎、椎间盘、神经、血管等颈腰部组织间恢复与重新建立新的、和谐的关系，即颈腰椎动态与静态的平衡，使颈腰椎病的临床症状得到缓解或治愈，达到预防治疗颈腰椎疾病的目的。此方法代表着颈腰椎病治疗的返璞归真、由繁入简的自然理念，即"大道至简"。

本书总结了军队和地方 10 000 例以上的颈腰椎患者的治疗经验。正骨复位治疗方法轻松解决了许多新老颈椎病、腰椎间盘突出症等患者的实际问题，其中有一部分是经过三甲医院治疗的患者，小部分经过手术（针刀、微创）或者反复治疗的患者，大多数患者都是自己"对号入座"，自我感觉适合使用正骨复位来进行自我治疗，从而使他们在治疗中充分发挥主观能动性，自我主动运动训练，自我掌控，调动人体强大的固有的自愈力，取得了较好的治疗效果。同时还使他们少走弯路，少接受过度医疗，减少了跑医院、诊所的时间，节省了大量人力、物力、财力。因此，颈腰椎正骨复位治疗颈腰椎病深受广大患者的认可，为颈椎病、腰椎间盘突出症等颈腰椎疾病治疗与预防探索出一条新路子。

作者 2010 年开始使用正骨复位治疗颈椎病，2012 年，在临床案例的启发下探索治疗腰椎间盘突出症以及腰部其他疾病。在全军创伤骨科中心主任徐永清教授的指导与帮助下，在原成都军区机关第三门诊部的支持下，经过多年的临床实际应用，获得了很好的临床和研究成果，其中"颈椎病自重力曲度牵引下头颈部运动疗法临床研究与应用"2017年获得军队科技进步奖三等奖，"颈腰椎正骨枕"2016年获得云南省首届科普创意创新大赛三等奖。同时获得国家专利5项，并在全军的干休所系统广泛推广与应用，受益人群遍及大江南北。

书中介绍的正骨治疗颈腰椎病的方法既适用于临床医生参考，也适用于颈腰椎病患者、易患人群的自我治疗与预防。限于编者水平，书中不足之处恳请广大读者批评指正。

甘宗东

2020年10月于昆明

目　录

1

绪　论

中医学的健康长寿观点是谨和五味、骨正筋柔、气血以流、腠理以密，如是则骨气以精、谨道如法、长有天命。发明家爱迪生也曾说："未来的医师给予病人的，将不是药物，而是致力于保养人类的骨架、饮食控制及找出造成疾病的原因并预防之。"

脊柱疾病，最常见的当属颈腰椎病，颈腰椎病是临床上发病率较高且难以治愈的常见病、多发病，对颈腰椎病早期预防减少颈腰椎病的发生率、延缓颈腰椎病发病时间显得十分重要。

颈腰椎病是一种慢性病，人群流行病学调查显示40～70岁的中老年人患病人数居多。调查表明：40岁左右患病者大约占30%，50岁左右患病者大约占40%，60岁左右患病者超过50%，70岁以上患病者达到90%。随着人们生活压力增加，颈腰椎病的发病率呈增高趋势，发病年龄呈年轻化趋势。不论是从事轻体力劳动者还是重体力劳动者，不同性别、不同年龄的人均可受到颈腰椎病的困扰，因此，为提高人们健康生活的质量和幸福指数，颈腰椎病的防治显得尤为重要。

颈腰椎病主要包括各类腰椎间盘和颈椎间盘的突出和骨质增生，临床主要表现为疼痛。现代医学认为，这是由于神经长期缺血、缺氧，长期遭受压迫或者炎症刺激造成的。这一类疾病在中医学属于"痹症"范畴，在临床上也属于较难治疗的病症之一。颈腰椎病的发病机制目前仍不明确，普遍认为是一种以退行性病理改变为基础的疾病，主要由于颈腰椎长期劳损，骨质增生，或椎间盘脱出、韧带增厚，致使颈腰椎脊髓、神经根受压，出现一系列功能性障碍的临床综合征；表现为颈腰椎间盘本身及其继发性的一系列病理改变，如颈椎、腰椎生理曲度变直、关节失稳或松动，髓核突出或脱出，骨刺形成，韧带肥厚和继发的椎管狭窄等，刺激或压迫了邻近的神经根、脊髓、椎动脉及颈部交感神经等组织，并引起各种各样的症状和体征。颈腰椎病是引起颈腰痛的常见疾病，属颈腰椎间盘退行性改变，是以颈、腰椎纤维环破裂、萎缩和小关节紊乱等病变为主的综合征。

颈腰椎病的病因均为气血不畅所致。外伤致筋骨气血同病，劳损或姿势不当致筋缩、肌肉紧张，进一步导致气血运行不畅、椎间盘内压力增大等。除了脊柱先天因素，均可采用一定的方式预防、延缓颈腰椎病的发生。

气血是人体阴阳物质的具体体现，而疾病的产生和治疗均以阴阳平衡为纲，疾病的基本病机为阴阳失调，治疗总则是调整阴阳。所以气血调达则必骨正筋柔，百病不生。如《黄帝内经》所述："疏其气血，令其调达""骨正筋柔，气血以流"对预防颈腰椎疾病具有重要指导意义。

世界权威医学杂志《柳叶刀》发布的 2016 年最新伤残损失寿命排行榜显示，腰痛排第一位，而在我国 2016 年疾病"折寿榜"排行第一位、第二位的分别是颈痛和腰痛。颈痛、腰痛使人们的神经、血液循环、内分泌系统等受到影响，引起生理紊乱，影响人们寿命。正骨治疗颈腰椎病，"颈腰椎正骨枕"疗法，将是我们保持生命健康不打折的选择。

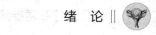

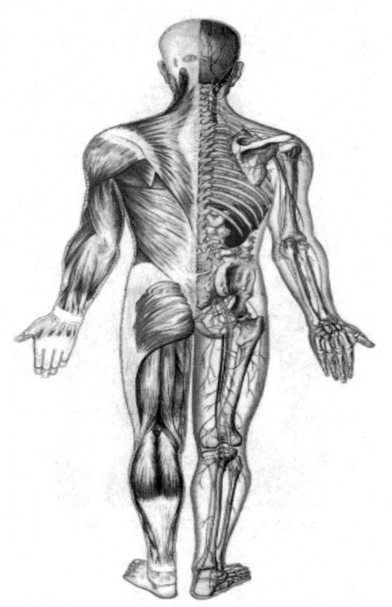

骨正筋柔、气血以流、筋骨和合乃健康之基石

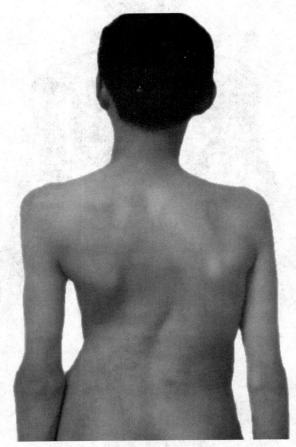

非健康状态：骨不正，筋不柔，骨错缝，筋出槽

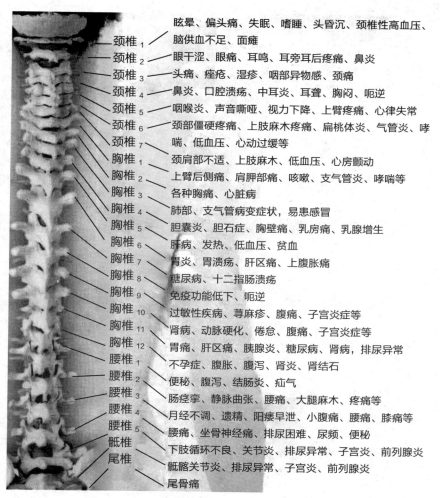

颈椎 1	眩晕、偏头痛、失眠、嗜睡、头昏沉、颈椎性高血压、脑供血不足、面瘫
颈椎 2	眼干涩、眼痛、耳鸣、耳旁耳后疼痛、鼻炎
颈椎 3	头痛、痤疮、湿疹、咽部异物感、颈痛
颈椎 4	鼻炎、口腔溃疡、中耳炎、耳聋、胸闷、呃逆
颈椎 5	咽喉炎、声音嘶哑、视力下降、上臂疼痛、心律失常
颈椎 6	颈部僵硬疼痛、上肢麻木疼痛、扁桃体炎、气管炎、哮
颈椎 7	喘、低血压、心动过缓等
胸椎 1	颈肩部不适、上肢麻木、低血压、心房颤动
胸椎 2	上臂后侧痛、肩胛部痛、咳嗽、支气管炎、哮喘等
胸椎 3	各种胸痛、心脏病
胸椎 4	肺部、支气管病变症状，易患感冒
胸椎 5	胆囊炎、胆石症、胸壁痛、乳房痛、乳腺增生
胸椎 6	肝病、发热、低血压、贫血
胸椎 7	胃炎、胃溃疡、肝区痛、上腹胀痛
胸椎 8	糖尿病、十二指肠溃疡
胸椎 9	免疫功能低下、呃逆
胸椎 10	过敏性疾病、荨麻疹、腹痛、子宫炎症等
胸椎 11	肾病、动脉硬化、倦怠、腹痛、子宫炎症等
胸椎 12	胃痛、肝区痛、胰腺炎、糖尿病、肾病、排尿异常
腰椎 1	不孕症、腹胀、腹泻、肾炎、肾结石
腰椎 2	便秘、腹泻、结肠炎、疝气
腰椎 3	肠痉挛、静脉曲张、腰痛、大腿麻木、疼痛等
腰椎 4	月经不调、遗精、阳痿早泄、小腹痛、腰痛、膝痛等
腰椎 5	腰痛、坐骨神经痛、排尿困难、尿频、便秘
骶椎	下肢循环不良、关节炎、排尿异常、子宫炎、前列腺炎
尾椎	骶髂关节炎、排尿异常、子宫炎、前列腺炎
	尾骨痛

脊柱对健康有着重要的影响，在生命中具有支柱性作用

脊柱病变：百病之源。

第 *1* 章

颈椎病的基本常识

颈椎病已成为现代社会的常见病，属多发病之一，临床主要表现为头痛、头晕、恶心、猝倒；视力下降、视物模糊、耳鸣；颈痛，颈肩痛，头枕部放射痛，上肢放射痛，手指麻木，上肢无力，肢体皮肤感觉减退，手持物无力，有时不自觉落下，手笨拙，下肢僵硬不听指挥，或下肢绵软、行走如踩棉花感觉，严重者出现大、小便失禁，性功能障碍，四肢瘫痪等。

颈椎病由于病程较长，且疼痛会对病患的行动加以限制，可导致较多危险因素。颈椎病的治疗费用较高，处于肌肉及骨骼类疾病保健治疗费用的第二位。颈椎病在发病人群中，女性居多，高收入国家人群的发病率较高。颈椎病也是一种常见的"城市病"，是由于颈椎间盘出现退行性病变或继发性椎间关节退变，导致脊髓、颈椎神经血管损伤，所表现的相应的临床症状与体征。颈椎病患者发病后对颈椎间盘、椎体及其邻近组织、周围血管与神经造成压迫、刺激，最终导致颈椎的损伤，使其稳定性丧失。及时诊断、早期治疗对颈椎病的进展具有控制作用，可提高治疗效果，改善预后。

颈部位于头部与胸部、上肢之间。颈部前方有咽、喉、气管、食管、甲状腺等；两侧有纵行的大血管和神经；后部为骨性的脊柱颈段。颈部是头颅与躯干的重要连接枢纽部分，颈部的生理结构改变或病理的变化往往会引起多种多样的症状表现，此部位一旦发生病变会严重影响人们的工作和生活。

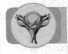 **一、颈椎的基本结构**

颈椎共有 7 块，第 1、第 2 和第 7 颈椎因形状有所差异，称为特殊颈椎（图 1-1，C_1 代表第 1 颈椎，以此类推）；其余 4 块颈椎形态基本相似，称为普通颈椎。除了第 1 颈椎和第 2 颈椎之外，其他颈椎之间都有一个椎间盘，再加上第 7 颈椎与第 1 胸椎之间的椎间盘，共有 6 个椎间盘。除了第 1、第 2 颈椎结构特殊外，其他几块颈椎骨和胸、腰椎基本相似，都是由椎体、椎弓和关节突起等基本结构组成。其中，椎体在前，椎弓在后，两者相连组成椎间孔，多个椎间孔连在一起，形成了椎管，容纳脊髓。脊椎相互叠加时椎弓根的上下凹陷则形成椎间孔。脊神经根离开脊髓后穿出椎间孔分布至全身。颈部脊髓由于距离大脑最近，一旦发生椎关节错位，脊神经受压迫，轻者出现头晕、头痛、肢体疼痛、麻木无力，重则肢体瘫痪，甚至危及生命。

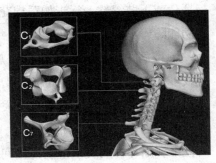

图 1-1　颈椎的基本结构

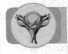 **二、颈椎的稳定与平衡**

脊柱颈段是脊柱活动度中最大的一段，颈椎的稳定与平衡至关

重要。颈椎由韧带、小关节、钩椎关节、椎间盘等组成。

正常颈椎的稳定结构主要由颈椎体、椎间盘、韧带及肌肉组成，这些结构维持颈椎的稳定性，限制颈椎的过度活动，使颈椎得以完成各种生理活动。

颈部的肌肉不仅提供颈部活动的动力，而且也是颈椎外源性的稳定结构。颈后部肌肉主要在颈椎屈曲时提供动态稳定，颈前部肌肉在颈椎后伸时提供一定的稳定性。颈椎及周边的肌肉如同桅杆和帆缆，当肌肉劳损、肌肉力量不平衡或肌力降低时，可导致颈椎失稳。

椎体、韧带、关节突关节和椎间盘的连接为内平衡，颈周围的各组肌肉是颈椎保持稳定的外平衡。颈部损伤和颈椎的退变导致内、外平衡失调就有可能出现颈椎病的症状。颈椎的生理性退变是难以抗拒的自然规律，但是人们通过颈部肌肉的锻炼，增强颈部肌肉的力量可以保持颈椎的稳定性，可以恢复和增进颈椎的活动功能，防止颈部僵硬，并可以改善颈部血液循环，促进炎症的消退，改善局部疼痛症状。由此可见颈部的运动锻炼对颈椎病的治疗与预防是非常重要的。有人提出脊柱疾病治疗"调衡术"。调衡术是指通过各种方法恢复脊柱的内、外平衡及整体平衡功能协调一致，以维护脊柱作为人体中轴的生理位置，达到治疗疾病的目的。

三、颈椎的生理曲度

人们在端坐或站立时，从侧面看颈部似乎是直的，其实正常脊柱各段因人体生理需要，均具有一定的弯曲弧度，称为生理曲度。胸段和骶段凸向后方，在婴儿出生后即存在，称为原发曲度；颈段和腰段凸向前方，往往是当婴幼儿抬头及站立时才逐渐形成，称为继发曲度。继发曲度的形成，一般是由负重后椎体及椎间盘前厚后薄所致

（以椎间盘为主）。正常的生理曲度是人类由四肢行走到两腿站立行走进化的结果（图1-2）。

颈椎的生理曲度形成是由于颈4、5椎间盘前厚后薄造成的，这是人体的生理需要。它可以增加颈椎的弹性，起到一定缓冲震荡的作用，防止大脑损伤。同时，也是颈部脊髓、神经、血管等重要组织正常生理的需要。颈椎的外伤、退变、肿瘤、结核、感染，颈部肌肉的痉挛，强直性脊柱炎等全身性疾病，都可造成颈椎生理曲度的改变。

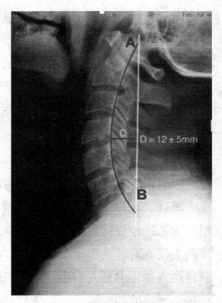

图1-2　颈椎正常的生理曲度

观察颈椎曲度的变化既可作为治疗颈椎病的依据，又可作为治疗效果的一种观测指标。正常的颈椎生理曲度是一条平滑的弧形，由于急性损伤、慢性劳损、咽部感染等原因破坏颈部肌肉、肌腱韧带的协调性，减弱肌力，导致或加速椎间盘退变，使颈椎由动力失衡至静力失衡，最终导致颈椎整体失衡，而颈椎曲度的异常改变在这一过程中起到通道作用，可加速或延缓颈椎病的形成。

颈椎曲度的变化能较准确地反映颈椎整体功能的变化，当颈椎病初发或颈椎病产生症状时，经常有颈椎曲度的变化。颈椎曲度变化与骨质增生之间关系密切，骨质增生和单纯颈椎曲度变化可以看作颈椎骨性退变和非骨性退变的不同阶段。颈椎曲度变直消失或呈后凸状态均会导致颈部肌肉、颈脊神经及血管受到牵拉、挤压，影响神经功能和供血功能，从而产生临床症状。曲度变化能较准确地反映颈椎整体功能的变化，颈椎曲度异常被认为是诊断颈椎病的 X 线重要征象之一，当颈椎病初发或颈椎病产生症状时，往往有颈椎曲度的变化（图 1-3、图 1-4）。

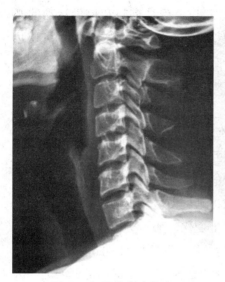

图 1-3　颈椎曲度变直

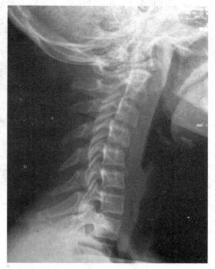

图 1-4　颈椎生理曲度反张（反向弯曲）

 ## 四、颈椎病发生和治疗的生物力学原理

颈椎承载着头颅的重量，人们头颈部的不同姿势对颈椎的荷载影响不同。颈椎可进行前屈、后伸、左右侧屈和旋转运动，有人计算颈椎的 5 种不同姿势下各节段的载荷情况。枕骨和颈椎之间的荷载在极度后伸位时最小，极度前屈位时最大，但从中立位向前屈位运动时，载荷增加的幅度并不大。颈 - 胸运动节段的载荷在中立位时较低，抬头收颌位最低，极度后伸位时稍有增大，轻度前屈时载荷即有明显增加，极度前屈时载荷最大，为中立位时的 3 倍多。所以，日常生活中

低头使用手机对颈椎的危害是最大的，增大了颈椎的压力，日久则会破坏颈椎的生理曲度。尤其是年轻人的颈椎病大多数是以长时间勾头的姿势为诱因的。

颈椎前后方的肌肉是维持脊柱稳定、保持姿势和提供活动的必需条件，发达的肌肉可增加颈椎的稳定性，如长期固定制动则可使颈肌肌力减弱。因此，不是病情十分必要，应让患者保持一定的颈部活动功能。颈后部肌群力量的强健对维持颈椎的生理曲度和颈椎的稳定有重要的意义。

颈椎病的发生可以看作是颈椎的正常生物力学平衡被破坏。脊髓在椎管内处于松弛与固定两者相互巧妙的平衡之中，不仅侧方有较宽敞的空隙，前、后方亦留有相应的余地。如果颈椎退变（如骨赘）后使之超过了椎管原有的缓冲间隙，则可使这一生物力学平衡遭到破坏而出现症状，并随颈椎运动而发生变化，如勾头、曲颈位时颈脊髓前方的有效代偿间隙缩小，骨赘对脊髓的压迫加重；椎动脉供血变异的生物力学基础。横突孔位于靠近颈椎矢状活动平面的近轴心处，因此，当颈椎屈伸活动时，椎动脉第二段不会受累。在做侧弯和旋转运动时，如果处于正常状态，由于关节-横突角度的自控作用，不致引起同侧椎动脉受压和对侧拉长；而在增生不稳定等情况下则失去这种自控作用，就会造成侧椎动脉受压或对侧受拉而出现症状。

治疗颈椎病方法多种多样，在选择或判定某种方法时，必须从生物力学的角度加以考虑。如牵引的力线、制动的范围、手术途径的选择、切骨范围的决定及采用关节融合术，植入材料的使用或采用关节成形术，可使治疗方法更为合理。

从生物力学的角度看治疗效果。颈椎病治疗的疗效与颈椎的生理曲度、颈椎的稳定程度、颈部肌肉的力量强弱有密切关系。由此也可以看出，常用的各种药物治疗颈椎病，只能解决其中的一部分症状问题，不可能对颈椎的生理曲度、颈椎的稳定程度、颈部肌肉的力量有较大的影响。也可以说治疗颈椎病比较好的方法应该是：有利于恢复改善颈椎的生理曲度、有利于维持颈椎的稳定、能够加强颈部肌肉的力量，有利于缓解局部症状的方法是从根本上治疗、预防颈椎病的好方法。

 ## 五、颈椎病的诊断与治疗

中医学认为，本病因年老体衰、肝肾不足、筋骨失养，或久坐耗气、劳损筋肉，或感受外邪、客于经脉，或扭挫损伤、气血瘀滞、经脉痹阻不通所致。西医学认为，颈椎病是指颈椎间盘退行性变及其继发性椎间关节退行性变所致脊髓、神经、血管损害而表现的相应症状和体征。颈椎病的诊断主要依靠临床表现、详细的神经系统查体及 X 线、CT、MRI 等影像学检查，并排除其他疾病引起的类似症状体征之后，才能确诊。临床常见的有 6 种分型：颈型、神经根型、脊髓型、椎动脉型、交感神经型、混合型。《新编颈椎病学》分型达 370 余型。X 线检查包括张口位、正侧位、左右斜位及前屈后伸动力位，主要了解有无寰枢椎半脱位、颈椎曲度、椎间隙狭窄部位与程度、骨赘的部位与大小，有无骨破坏，观察后纵韧带与项韧带的钙化与骨化，还可观察椎间孔、小关节的滑移情况及测量颈椎椎管的横径和矢径。CT 及 MRI 能更精确地测出 X 线检查不能测出的数据，CT 对骨性结构显示有优势、MRI 对神经系统的显示有优势，更有助于诊断。椎动脉方面的检查包括血管彩超、血管造影、CT 血管造影等，可明确诊断椎动脉有无畸形、狭窄、受压、扭曲阻塞等情况。电生理检查，肌电图（EMG）检查可以帮助定位受压的神经根及反映神经的功能状态。脊髓造影、脑电图、脑血流、经颅多普勒等检查各有其适应证，也有其一定局限性，对诊断亦有帮助。

颈椎病的临床表现：由于颈椎病临床表现多样化，故其分型方法也不尽相同。从本病定义看，是脊髓、神经、血管受到刺激或者压迫而表现的一系列症状、体征。

1. 颈型颈椎病　发生于颈椎退行性变初期，颈椎间盘退行性变引起颈椎内、外平衡失调，刺激窦椎神经及反射性肌痉挛而引起一系列症状。颈型颈椎病也称局部型颈椎病，具有头、肩、颈、臂的疼痛，颈、肩、背部发僵及相应的压痛点，X 线片上没有椎间隙狭窄等明显的退行性改变，但可以有颈椎生理曲线的改变、椎体间不稳定及轻度骨质增生等变化。此型在临床上极为常见，或者称为早期颈椎病。

2. 神经根型颈椎病　颈椎病中神经根型发病率最高（50% ～ 60%），是由于颈椎间盘侧后方突出、钩椎关节或关节突关节增生、肥大，刺激或压迫神经根所致。临床上开始多为颈肩痛，短期内加重，并向上肢放射。放射疼痛范围根据受压神经根不同而表现在相应皮节。皮肤可有麻木、过敏等感觉异常，同时可有上肢肌力下降、手指动作不灵活表现。当头部或上肢姿势不当，或突然牵撞患肢时即可发生剧烈的闪电样锐痛。

检查可见患侧颈部肌痉挛，故头喜偏向患侧，且肩部上耸。病程长者上肢肌可有萎缩。在横突、斜方肌、肱二头肌长头腱、肩袖及三角肌等处有压痛。患肢上举、外展和后伸有不同程度受限。上肢牵拉试验阳性：术者一手扶患者侧颈部，一手扶患腕，向相反方向牵拉出现放射痛（图 1-5）。

压头试验阳性：患者端坐，头后仰并偏向患侧，术者用手掌在其头顶加压，出现颈痛并向患手放射（图 1-6）。

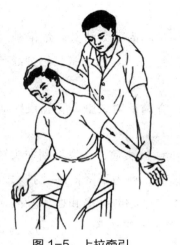

图 1-5　上拉牵引

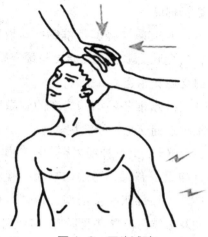

图 1-6　压头试验

　　神经系统检查有较明确的定位体征。X 线平片显示颈椎生理前凸消失，椎间隙变窄，椎体前、后缘骨质增生，钩椎关节、关节突关节增生及椎间孔狭窄等退行性改变征象。CT 或 MRI 可见椎间盘突出、椎管及神经根管狭窄，以及脊神经受压情况。

　　3. 脊髓型颈椎病　占 10％～ 15％。脊髓受压的主要原因是中央后突之髓核、椎体后缘骨赘增生肥厚的黄韧带及后纵韧带等。由于下颈段椎管相对较小（脊髓颈膨大处），且活动度大，故退行性病变亦发生较早、较重，脊髓受压也易发生在下颈段。脊髓受压早期，由于压迫物多来自脊髓前方，故临床上以侧束、椎体束损害表现突出。此时颈痛不明显，而以四肢乏力，行走、持物不稳为最先出现的症状。随病情加重发生自下而上的上运动神经原性瘫痪。有时压迫物也可来自侧方（关节突关节增长）或后方（黄韧带肥厚），而出现不同类型的脊髓损害。

　　X 线平片表现与神经根型相似。脊髓造影、CT、MRI 可显示脊髓受压情况。脊髓液动力学测定、核医学检查及生化分析可反映椎管

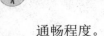

通畅程度。

4. 交感神经型颈椎病　本型发病机制尚不太清楚。颈椎神经没有白交通支，但灰交通支与颈交感神经及第1、第2胸交感神经节的白交通支相连。

故颈椎各种结构病变的刺激通过脊髓反射或脑－脊髓反射而发生一系列交感神经症状。

（1）交感神经兴奋症状：如头痛或偏头痛，头晕特别在头转动时加重，有时伴恶心、呕吐；视物模糊、视力下降，瞳孔扩大或缩小，眼后部胀痛；心率加速、心律不齐，心前区痛和血压升高；头颈及上肢出汗异常及耳鸣、听力下降，发音障碍等。

（2）交感神经抑制症状：主要表现为头晕、眼花、流泪、鼻塞、心动过缓、血压下降及胃肠胀气等。

X线、CT、MRI等检查结果与神经根型颈椎病相似。

5. 椎动脉型颈椎病　颈椎横突孔增生狭窄、上关节突明显增生肥大可直接刺激或压迫椎动脉；颈椎退变后稳定性降低，在颈部活动时椎间关节产生过度移动而牵拉椎动脉；或颈交感神经兴奋，反射性地引起椎动脉痉挛等均是本型病因。当患者原有动脉硬化等血管疾病时则更易发生本病。临床表现如下。

（1）眩晕：为本型的主要症状，可表现为旋转性、浮动性或摇晃性眩晕。头部活动时可诱发或加重。

（2）头痛：是椎－基底动脉供血不足而侧支循环血管代偿性扩张引起。主要表现为枕部、顶枕部痛，也可放射到颞部。多为多发性胀痛，常伴自主神经功能紊乱症状。

（3）视觉障碍：为突发性弱视或失明、复视，短期内自动恢复，是由大脑后动脉及脑干内3、4、6脑神经核缺血所致。

（4）猝倒：是椎动脉受到刺激突然痉挛引起。多在头部突然旋转或屈伸时发生，倒地后再站起即可继续正常活动。

（5）其他：还可有不同程度的运动及感觉障碍，以及精神症状。

椎-基底动脉血供不足的临床表现为突发性，并有反复发作倾向。在复发中其表现可不完全相同，神经检查可正常。

颈椎病除上述 5 种类型外，尚可同时有多种类型的症状同时出现，有人将此称为"复合型"。但在这类患者中，仍是以某型为主，伴有其他类型的部分表现，故命名时以"×× 型伴 ×× 型"较"复合型"更明确。少数颈椎病患者，在椎体前方有较大而尖锐的骨赘增生，从而压迫食管产生吞咽不适，称为食管型颈椎病。

颈椎病的治疗方法分为非手术治疗方法及手术治疗方法两类。非手术治疗方法是大多数颈椎病的治疗方法，尤其是在颈椎病的早期阶段，非手术疗法不仅可以使患者的症状减轻，病情好转，甚至可以治愈绝大部分患者。在临床选择使用非手术疗法时必须遵循安全、有效、综合、规范、方便、经济、循序渐进的原则。国内外的非手术治疗方法较多，且各具特色。

颈椎病属于骨科疾病，慢性发展的骨科疾病治疗国际通用有5种基本手段：①健康教育；②运动训练；③理疗；④矫形器的应用；⑤辅助药物治疗。目前，在颈椎病的非手术治疗方面，医患双方往往寄希望于针灸、推拿、整脊、理疗、中西药物治疗，而忽略了关键的颈椎生理曲度矫正（即正骨）和颈部的高效运动训练治疗。

第**2**章

腰椎病的基本常识

现代医学根据腰椎病病因病症不同，细分为腰肌劳损、腰腿痛、腰椎退行性病变、腰椎间盘突出、腰椎滑脱、骨质增生及腰椎管狭窄症等。对腰椎疾病的分型更精确，对疾病的研究更深入透彻。

现代西医从人体解剖结构来看，正常椎间盘富有弹性和韧性，具有强大抗压能力，而在 20 岁以后椎间盘开始逐渐退变，髓核含水量逐渐减少，椎间盘的弹性和抗负荷能力也随之减退。在这种情况下，因各种负荷的作用，椎间盘易在受力最大处，即纤维环的后部，髓核组织突出或脱出，由此出现各种腰椎疾病问题。

西医认为其内因主要是腰椎退行性改变；外因则有外伤、劳损和受寒受湿等。腰肌劳损、腰腿痛则与腰部负荷过重、急性扭伤及腰部受凉湿气入侵有关。

 一、腰椎的基本结构

腰椎的椎体呈横肾形，上下面平坦，周缘有环形的骺环，环中骨面粗糙，为骺软骨的附着处；椎弓根粗大，椎弓根上切迹较浅，椎弓根下切迹宽而深，椎弓板较胸椎宽短而厚。棘突为长方形的扁骨板，

水平伸向后，上下缘略肥厚，后缘钝圆呈梨形。关节突呈矢状位，上
关节突的关节面凹陷，向后内方。上关节突的后缘有一乳状突，而横
突根部的后下侧，有一小结节，称为副突。下关节突的关节面凸隆，
凸向前外方（L_1 代表第 1 腰椎，以此类推）。（如图 2-1～图 2-6）

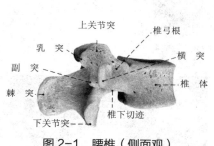

图 2-1　腰椎（侧面观）

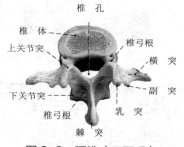

图 2-2　腰椎（正面观）

（一）腰椎相关数据

腰椎棘突末端至椎体前缘间距：L_1，79.5mm；L_2，81mm；L_3，
81mm；L_4，82mm；L_5，75mm。

腰椎椎体横径：L_1，39mm；L_2，42mm；L_3，43mm；L_4，44mm；
L_5，50mm。

椎管矢和横径：$L_5 \sim S_1$ 椎管矢径 13.5mm，横径 26mm；
$L_4 \sim L_5$ 椎管矢径 17mm，横径 24mm。$L_4 \sim L_5$ 椎间盘平面椎管矢径
14mm，横径 20mm。

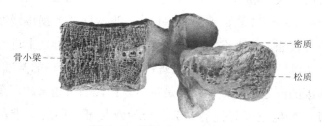

图 2-3　椎体（矢状切面）

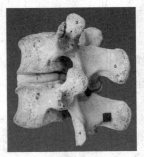
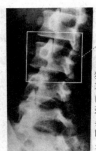

猎狗结构——腰椎结构
耳朵——上关节突
前腿——下关节突
颈部——椎弓峡部
鼻子——横突
眼睛——椎弓根
身子——椎板

图 2-4　猎狗腰椎示意图

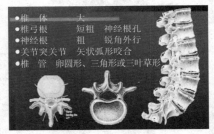

图 2-5　腰椎的解剖特点

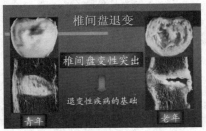

图 2-6　椎间盘退变

（二）腰椎的生理曲度与生理曲度变直

腰椎有一定的生理性前凸，称为腰椎的生理曲度，它可以使脊柱富有弹性，能缓冲、分散运动给躯干带来的震动冲击，缓解运动压力，保持身体平衡，如图 2-7。腰椎生理曲度变直多数是由于长期不合理姿势所导致。最初的表现只是姿势不正弓腰驼背，局部的过度受力，时间久了会造成软组织的慢性损伤，形成腰肌劳损等慢性腰痛，也称姿势性腰痛。而腰椎生理曲度变直则是在此基础之上进一步积累的结果。所以矫正姿势是关键，合理的姿势是康复运动的基础和前提。否则，病因的问题不解决，只能是反复发作，病情越来越严重。

长期维持坐位或其他的姿势，会导致腰椎周围的韧带及肌肉等

组织出现疲劳受损，使腰椎间的关节稳固性降低，极易诱发腰椎生理
弯曲变直的发生。故长期固定姿势工作的人员应及时更换体位，并加
以锻炼以有效预防腰椎生理弯曲变直的发生。

　　腰部的肌肉是维持腰椎稳定性的重要辅助结构，故腰部肌肉的
损伤会牵拉腰椎，使腰椎结构的
稳定性丧失，从而诱发腰椎生理
曲度变直的发生。日常生活中，
我们要尽量避免外力对腰部肌肉
造成的损伤。

　　腰椎及椎间盘发生退行性改
变后，腰椎椎间盘承受的压力也
随之减小。当椎间盘的纤维环破
裂、髓核突出，会导致腰椎的生
理结构发生相应的改变，使相应
腰椎的椎间隙出现前窄后宽的病
理改变，进而发生腰椎生理曲度
变直。

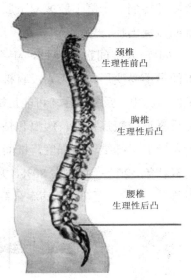

颈椎
生理性前凸

胸椎
生理性后凸

腰椎
生理性后凸

图 2-7　腰椎的生理曲度

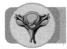 ## 二、腰椎间盘与腰椎间盘突出

　　颈椎、胸椎、腰椎各节段椎体间均有椎间盘。如果把每个椎间
盘比作一间房子，那么其天花板和地板是透明软骨板，四周的墙壁为
纤维环，其房间内不是空的，而是堆满了像豆渣样的东西，即髓核。

　　1. **腰椎间盘**　腰椎间盘是连接相邻两椎体之间的纤维软骨盘，
由透明软骨板、纤维环和髓核构成。椎间盘上、下各有一层薄的透明
软骨板，通过一层薄的骨性终板与椎体相连。

2. 椎间盘突出　20 岁以后，椎间盘逐渐变性（主要是因所含水分逐渐减少，纤维环的脆性逐步增加，而韧性相应减少）。在外力因素的作用下，椎间盘的纤维环破裂，髓核组织从破裂之处突出（或脱出）于后方或椎管内，导致相邻脊神经根遭受到刺激或压迫，从而导致腰部疼痛，一侧下肢或双下肢麻木、疼痛等一系列临床症状，称为椎间盘突出症。

年轻人椎间盘有弹性，年纪大者椎间盘水分减少，弹性降低，椎间盘不易变形，老年人没有椎间盘急性突出的可能，初发往往就是椎间盘膨出，反复发作才可能是椎间盘突出。椎间盘炎症反复发作时，会反复形成瘢痕粘连，瘢痕和粘连的组织会把椎间盘包裹固定，实际上是增加了纤维环的强度，椎间盘更不易脱出。腰椎间盘突出症多发于青壮年，20 ～ 50 岁占 80%，男性多于女性，男女比为（4 ～ 6）∶1，以腰 $_{4\sim5}$、腰 $_5$ 至骶 $_1$ 发病率最高，占 90% 左右。

 ## 三、腰椎间盘突出症分型及症状

腰椎间盘突出症分为 5 型：突出型、游离型、膨出型、脱出型、退变型。

1. 突出型　其纤维环内层破裂，但外层尚完整，即腰椎间盘膨出，也就是纤维环没有完全破裂，髓核从破损处突出压迫神经根。

2. 游离型　突出的椎间盘组织游离于椎管中，可压迫马尾神经，即腰椎间盘脱出，纤维环破裂，髓核破损。

3. 膨出型　膨出为生理性退变，纤维环松弛，但完整；髓核发生皱缩，表现为纤维环均匀超出椎体边缘。

4. 脱出型　纤维环、后纵韧带完全破裂，髓核突入椎管内，多有明显症状体征，脱出后多难以自愈，保守治疗效果相对较差。

5. 退变型　多无临床症状和体征。磁共振成像可见椎间盘内含水量减少，CT 可见椎间盘变性或钙化退变型，此为腰椎间盘的早期改变。

腰椎间盘突出症主要表现为腰部疼痛、下肢放射痛、腰部活动障碍、脊柱侧弯、主观麻木感、患肢温度下降等。

1. 腰部疼痛　多数患者有数周或数月的腰痛史，或有反复腰痛发作史。腰痛程度轻重不一，严重者可影响翻身和坐立。一般休息后症状减轻，咳嗽、打喷嚏或大便用力时，均可使疼痛加剧。

2. 下肢放射痛　一侧下肢坐骨神经区域放射痛是本病的主要症状，常在腰痛消失或减轻时出现。疼痛由臀部开始，逐渐放射至大腿后侧、小腿外侧，有的可发展到足背外侧、足跟或足掌，影响站立和行走。如果突出部位在中央，则有马尾神经症状，双侧突出者放射痛可能为双侧性或交替性。

3. 腰部活动障碍　腰部活动在各方面均受到影响，尤其以后伸障碍明显。少数患者在前屈时明显受限。

4. 脊柱侧弯　多数患者有不同程度的腰脊柱侧弯。侧凸的方向可以表明突出物的位置与神经根的关系。

5. 主观麻木感　病程较长者，常有主观麻木感。多局限于小腿后外侧、足背、足跟或足掌。

6. 患肢温度下降　不少患者患肢感觉发凉，检查可见患肢温度较健侧降低；有的足背动脉搏动亦较弱，这是由于交感神经受刺激所致。须与栓塞性动脉炎相鉴别。

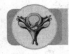 四、哪些人群容易患腰椎间盘突出

腰椎间盘突出多数患者可因腰扭伤或劳累而诱发，少数患者无明显外伤史、无劳累而发病。

1. 职业 工作长期久坐、腰部负重、腰部损伤较大，反复弯腰、扭转动作，长期负重的职业人群易患，如办公室人员、农民工、车间工人、装卸工等。

2. 中老年腰椎间盘退行性病变 在人体的第二个椎骨至骶椎骨之间，分别有一个椎间盘，椎间盘相当于一个"软垫"，如果没有这个"软垫"，椎骨就无法连接，这个"软垫"起着承受身体的重力及吸收震荡的作用。在正常情况下，椎间盘经常受到体重的压迫，加上腰部又经常进行屈曲、后伸等活动，更易造成椎间盘较大的挤压和磨损，尤其是下腰部的腰椎间盘突出，从而产生一系列的退行性改变。随着年龄的增长，腰椎间盘的软骨水分丧失、弹性降低及结构松动，容易导致腰椎间盘突出症。

3. 久坐、身体的姿势不良 长期的前倾坐姿、反复的弯腰、下蹲时弓腰搬抬重物及扭转动作容易引起腰椎间盘突出。由于电脑在学习、工作和娱乐中普及，导致患本病的年轻人增多。司机、会计人员都易患腰椎间盘突出。

4. 自身腰椎功能较差 椎间盘在成年后逐渐缺乏血液循环，修复能力也较差，尤其是在上述退行性变化产生后，修复能力更显无力。

5. 妊娠 妊娠中后期，盆腔、下腰部充血明显，各种结构相对松弛，而女性在妊娠期腰骶部承受的重力比平时大，从而增加椎间盘损伤的概率。

五、腰椎病的诊断

　　腰椎病的主要临床表现为腰痛，有时伴有下肢放射痛。引起腰疼的原因复杂。"腰痛有五：一曰少阴，少阴肾也，十月万物阳气皆衰，是以腰痛；二曰风脾，风寒着腰，是以腰痛；三曰肾虚，役用伤肾，是以腰痛；四曰暨腰，坠堕伤腰，是以腰痛；五曰取寒眠地，为地气所伤，是以腰痛。痛下止，引牵腰脊，皆痛。"《素问·脉要精微论》云："腰者肾之府，转摇不能，肾将惫矣。"很多腰椎病的症状都相似，但引发症状的原因错综复杂，包括关节、椎间盘、肌肉韧带及内科等问题，诊断起来确实不太容易。

　　1. 腰椎病的诊断　询问诱发因素，如腰部过度负荷，腰部外伤，腹压增加，体位不正，其他诱因（如突然负重、长期震荡等）；询问症状特征，如疼痛部位、性质和放射痛，疼痛诱发或加重原因，疼痛缓解方式等。

　　2. 体格检查

　　（1）步态检查：在急性扭伤后，是否跛行。如走路时一手扶腰或患侧，下肢怕负重，而呈一跳一跳的步态，或是喜欢身体前倾，而臀部凸向一侧的姿态。

　　（2）轻轻咳嗽一声或数声，腰痛是否加重。

　　（3）仰卧位休息后，疼痛仍不能缓解；可尝试在左侧卧位、弯腰屈髋、屈膝时疼痛症状能否缓解。

　　（4）取仰卧位，自行或旁人用手轻轻触后腰部、腰椎正中及两侧，检查是否有明显的压痛。

　　（5）先取仰卧位，然后坐起，观察患者下肢是否可因疼痛而使膝关节屈曲。

（6）直腿抬高试验：取仰卧位，患侧膝关节伸直，并将患肢抬高，观察是否因疼痛而使其高度受到限制，如图2-8所示。

（7）神经系统检查：进行感觉、运动、反射等神经系统检查。

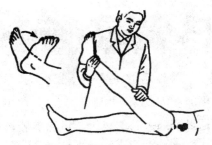

图2-8　腰椎痛下肢抬高检查

3. X线摄片　可有腰椎生理前凸消失和脊柱侧凸，椎间耦合，椎间孔有狭窄，椎体有骨质增生。肌电图：显示神经根受压的表现。CT和MRI：CT可显示骨性椎管形态，黄韧带是否增厚及椎间盘突出的大小、方向等，对本病有较大诊断价值。MRI除有CT的优点之外，还可更清晰、全面地观察到突出的髓核和脊髓、马尾神经、脊神经根之间的关系。

4. B型超声检查　B超诊断腰椎病是一种简单的无损伤方法。如图2-9～图2-12所示。

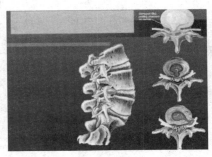

图2-9　腰椎间盘突出部位

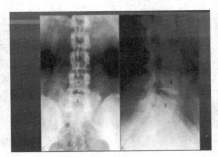

图2-10　腰椎退变，L_5/S_1间隙狭窄，提示椎间盘突出

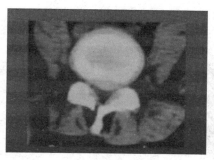

图 2-11　腰椎间盘突出症 CT 影像

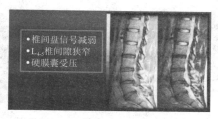

- 椎间盘信号减弱
- L₄₋₅椎间隙狭窄
- 硬膜囊受压

图 2-12　腰椎间盘突出症 MRI 特征

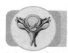

六、腰椎病的治疗

　　腰椎病的治疗以非手术治疗为主，包括卧硬板床休息、骨盆带牵引、腰背支具、石膏腰具、理疗、针灸、针刀、推拿、按摩等。

　　手术治疗是指行椎间盘突出物摘除术等方法。

　　手术适应证：①诊断明确、正规非手术治疗 3 个月无效，反复发作，症状严重；②突然发作，根性痛剧烈、无法缓解，并持续加重；③合并神经功能丧失或障碍；④合并椎管狭窄。

第 3 章

正骨治疗颈腰椎病

正骨治疗颈腰椎病可使用以楠竹为材料生产的颈腰椎正骨枕。

楠竹（毛竹）是生长迅速的禾草类植物，茎为木质，是森林资源的一部分，我国是世界上产竹最多的国家之一。竹分布于热带、亚热带至暖温带地区，东亚、东南亚和印度洋及太平洋岛屿上分布最集中，种类也最多。

竹子是自然界中存在的一种典型的、具有良好力学性能的生物体。飓风能轻易将齐腰大树吹断，但不会令竹子折断。其原因主要有：①竹纤维材料强度高、弹性好且密度小，强度是钢材的 3 ～ 4 倍，具有较高的抗拉强度和抗压强度；②竹子截面是环形的，外弯面受拉且内弯面受压，具有较强的抗弯刚度；③竹节处的外部环箍与内部横隔板可增加承载面积，同时也能提高竹筒的横向承载能力。

竹在科技方面的应用多不胜举。早在商周时代，我国已发明使用竹钻；公元 251 年李冰任四川太守时，便带领民众修筑了世界上第一座农田水利灌溉工程——四川都江堰时就使用了大量的竹子。世界上最古老的自来水管是用竹子制作的，古时称为"笕"。在盛产竹子的四川，汉代时人们已用竹缆绳打出了深度达 1600 米的盐井。早在晋朝，我国已开始用竹造纸，造纸术成为中国四大发明之一。随着科技的进步与发展，人类成功地利用竹子生产出竹纤维，用竹子生产的竹纤维具有手感柔软、悬垂性好、色彩亮丽的特点，而且具有天然的抗菌功能。竹子高温炭化后形成竹炭，竹炭具有强大的吸附能力，可以清除周围空气中的有害物质。竹炭加入涤纶纤维后就形成了竹炭纤维。竹炭纤维不但具有除臭能力，还具有很好的释放远红外线、负离子的功能，对人体健康非常有益。

自古以来我国传统医学就有使用竹的根、叶、笋等治疗疾病的记载，而且广泛应用于人们的日常生活中。在此介绍一种使用天然竹筒治疗、预防颈腰椎病独特有效的方法——颈腰椎正骨枕疗法。

一、颈腰椎正骨枕的发展

颈腰椎正骨枕（竹筒枕），在我国古代就有使用，竹编的竹枕、竹根雕刻的竹枕，是古代人民日常生活用具。竹筒治疗颈椎病在社会上也有类似的方法相传，治疗腰椎病的则无从考证。目前，年轻人患颈腰椎病的越来越多。针对颈椎病高发病率的现状，原成都军区机关第三门诊部医疗保健课题组，2010 年开始与原成都军区昆明总医院附设骨科医院、全军创伤骨科研究所所长徐永清教授共同探索、试验、研究、挖掘，与国内外物理治疗方法的比对筛选，总结了军队和地方超过 10 000 例以上的颈腰椎患者的治疗经验，通过深入的研究、分析和临床观察、实践，研制出"颈腰椎病正骨枕（使用竹筒为材料制作的器械——颈椎曲度牵引器——正骨枕）治疗方法"（即自重力曲度牵引下头颈部腰部运动疗法）。此方法对颈腰椎病牵引治疗在理论上有所创新，即"自重力曲度牵引"，利用患者头颅腰部自身的重量，沿着颈腰椎自然的生理曲度牵引；同时把牵引疗法与矫正颈腰椎的生理曲度、头颈部、腰部的运动锻炼、热疗作用等有机地结合在一起，多种作用相辅相成。在不打针、不吃药、不手术的情况下，颈腰椎病患者或颈腰椎病易患人群可以在舒适、轻松的状态下进行颈腰椎病的自我治疗或预防。此方法自问世以来深受广大患者的好评，为很多久治不愈的颈腰椎病患者解除了病痛。通过对大量临床患者的随访、调查、研究、比较发现，颈腰椎病正骨枕疗法是目前颈腰椎病各种非手术物理疗法中具有安全、高效、简单、方便、经济实用、患者容易接受等特点的方法，是值得大力推广普及的科学方法，一定会产生巨大的临床效益和宏大的社会效益，此方法的推广应用给颈腰椎病患者的治疗和预防提供了新的选择。

二、颈腰椎正骨枕材料的选择与加工方法

一般选用有 6 ～ 7 年生长期，完整的天然楠竹（毛竹）下段，直径 8 ～ 9 厘米，长度 35 ～ 50 厘米，包含两个天然竹节，截成竹段备用，烘干后经车床车制成外表光滑的圆柱体，经反复打磨光滑、防霉、烘干、炭化、喷环保油漆等程序，然后使用激光雕刻机在筒上雕刻使用方法、使用示意图和装饰花纹图案。雕刻完毕再次上环保透明油漆。之后，选择一个合适的竹节面上钻孔，钻孔的直径在 16 ～ 20mm，将钻孔处打磨光滑，配用合适的特制橡胶塞。竹筒内可以装热水，用橡胶塞塞好防止漏水（图 3-1 ～ 图 3-3）。

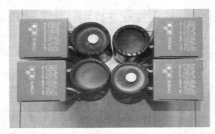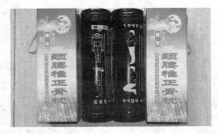

图 3-1 颈腰椎正骨枕

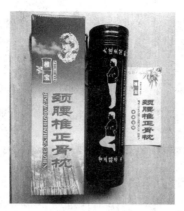

图 3-2　颈腰椎正骨枕

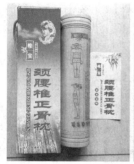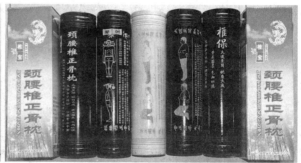

图 3-3　颈腰椎正骨枕

 三、正骨枕疗法的适应证、使用方法及禁忌证

　　颈腰椎正骨枕是针对治疗、预防颈腰椎病而研制的实用器械，主要用于各型颈腰椎病的非手术物理治疗。

　　适应证：①颈椎性头痛；②颈椎性头晕；③颈椎性神经症群；

④颈椎性肢体麻、木、痛等感觉异常；⑤颈椎性肢体无力与肌肉萎缩；⑥交感型颈椎病；⑦早期脊髓型颈椎病；⑧椎－基底动脉型颈椎病；⑨混合型颈椎病；⑩颈椎性眼、耳鼻喉、皮肤、口腔、心血管、呼吸、消化、内分泌、血液、妇、普外、骨外、神外、神内与精神等各种有关病症；⑪腰椎间盘突出症；⑫腰椎椎管狭窄；⑬腰部软组织损伤等。

（一）颈腰椎正骨枕治疗预防颈椎病的使用方法

1. **选择安静舒适的环境，床上或沙发上便于平卧的地方，最好是硬板床上加适当的软垫**　使用前仔细检查正骨枕的完好性，看正骨枕是否有裂缝，是否漏水。检查无误后，向正骨枕内加入 50 ～ 70℃的热水，塞好塞子，铺上枕巾，避免烫伤，取平卧位，将正骨枕枕于颈后，以头颅的枕部距离床面高度 2 ～ 5cm 为宜。平卧舒适后轻轻运动头颈部，前后左右各 48 次（6 个八拍）（这一阶段为自重力曲度牵引下头颈部运动训练阶段，颈部与正骨枕之间按摩阶段，患者可根据自己头颈部感觉，循序渐进地逐渐增加运动次数）。然后，停止运动继续将正骨枕枕于颈后，静卧 10 ～ 30 分钟（此时为自重力曲度牵引、持续牵引、颈部制动休息阶段，从颈部运动开始全程矫正颈椎的生理曲度，对颈部传导热疗）。每天 1 ～ 2 次，2 ～ 4 周一个疗程。如果病情反复可以自我酌情进行治疗（图 3-4 ～ 图 3-8）。夏天或没有热水的情况下也可以省去热疗，仍然具有其他的治疗作用。对于症状明显或比较严重的患者同时热疗的效果更好。使用过程中如果原有症状加重或不能耐受时应减少使用的时间和频率，循序渐进地使用。

2. **选择高靠背的沙发**　坐在沙发上，准备工作同前。将正骨枕枕于颈后，用肩部与沙发靠背固定正骨枕，感觉舒适后轻轻运动头颈部，前后左右各 48 次（6 个八拍）。坐位使用方法不具备自重力曲度牵引效果，仅有矫形与运动训练效果，条件允许时最好采用平卧位的方法进行自我治疗。

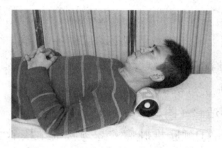

图 3-4　自主运动示意图：向前

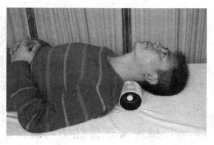

图 3-5　自主运动示意图：向后

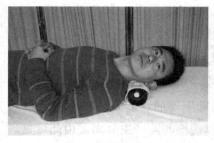

图 3-6　自主运动示意图：向前左

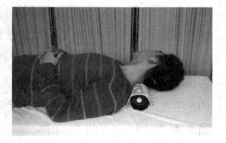

图 3-7　自主运动示意图：向右

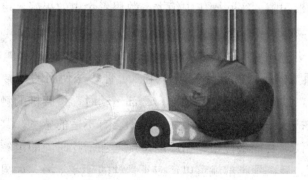

图 3-8　头颅自重力曲度牵引：静卧持续牵引正骨

（二）颈腰椎正骨枕治疗预防腰椎病的使用方法

准备工作同治疗颈椎病。仰卧，下肢屈膝，撑起腰部，将正骨枕放在腰下，腰部轻轻压在正骨枕上，向左右两侧摆动双腿各 10 次，之后用腰部的力量在腰下滚动正骨枕 10 次，运动完毕，使正骨枕保持在腰部舒适的部位，轻轻伸直双腿，每次 10 ～ 20 分钟，每天 1 ～ 2 次，循序渐进地使用，避免产生不适感（图 3-9 ～图 3-12）。

1. **颈腰椎正骨枕使用禁忌证** ①颈腰椎肿瘤；②颈腰椎结核；③颈腰部各种化脓性感染；④重度颈腰椎椎管狭窄；⑤颈腰椎严重畸形；⑥脊髓严重受压；⑦颈腰椎手术后有植入物；⑧严重骨质疏松；⑨严重高血压、心肺疾病；⑩重度腰椎滑脱；⑪忌在牵引状态下睡眠。

颈腰椎正骨枕对于颈腰椎可以形成自重力曲度牵引，颈椎自重力曲度牵引的牵引剂量：自重力曲度牵引的剂量基本相当于个人体重的 1/7 左右，相当于常规颌枕带牵引的中等剂量牵引。根据牵引理论，当牵引力达到体重的 7% 时，即可以使椎间隙产生分离，由此可见，头颅自重力牵引的力度是完全可以达到牵引理论要求的，可以牵开椎体，增大椎间隙。实际操作中绝大多数患者牵引效果好，可以耐受。头颈部运动时可以加大牵引的剂量，甚至可以通过头颈部的运动，有意加大牵引的剂量，以利于矫正颈椎的曲度和改善症状，如图 3-13。

2. **颈腰椎正骨枕治疗的副作用** 正骨疗法使用的颈腰椎正骨枕是硬质的，枕在颈腰部，头颈部、腰部运动时，颈腰椎的棘突与正骨枕之间的挤压作用，使颈腰部的软组织会有不适的感觉，甚至有疼痛感。此时仅需要加垫枕巾、循序渐进地增加治疗时间即可解决问题。使用几次之后，颈腰部就可以适应正骨枕的硬度刺激。如果使用软质材料制作的器械，不能很好地发挥牵引、矫形正骨的作用。注意正骨枕内加热用的热水，水温不宜超过 70℃。因为水温太高有操作不慎或渗漏后有烫伤的可能。

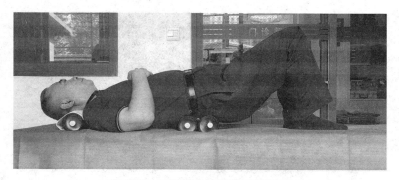

图 3-9　正骨枕治疗腰椎示意图 1

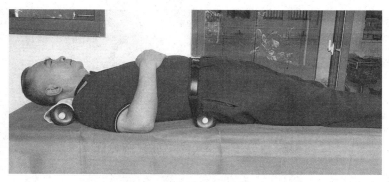

图 3-10　正骨枕治疗腰椎示意图 2

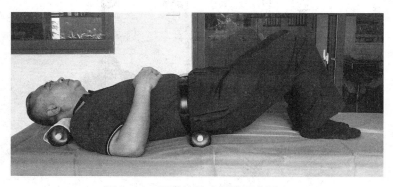

图 3-11　正骨枕治疗腰椎示意图 3

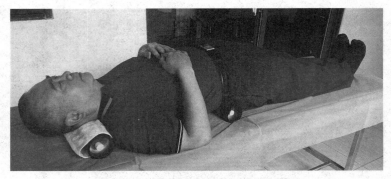

图 3-12　正骨枕治疗颈腰椎病使用方法

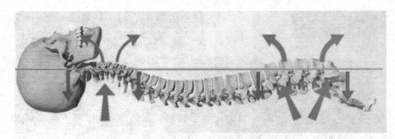

图 3-13　颈腰椎正骨枕使用力学分析

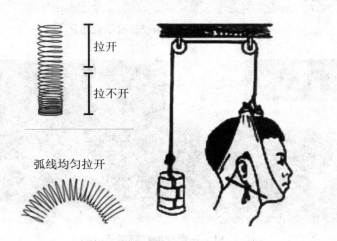

图 3-14　颈椎颌枕带牵引

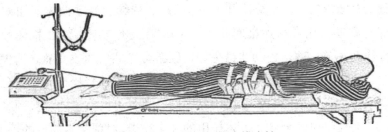

图 3-15　腰椎矫正的直线牵拉

颈腰椎正骨枕对颈、腰椎自重力曲度牵引作用，与常用的颌枕带牵引和骨盆带牵引的力点作用不同，前者是靠自重力顶伸曲度牵引可以均匀牵开颈、腰椎椎体，矫正颈腰椎生理曲度，达到正骨的目的；后者是直线牵拉，颈腰椎椎体受力不均（图 3-14、图 3-15）。

 ### 四、颈椎病正骨枕疗法的治疗原理

正骨枕枕体呈圆柱形，使用时与颈腰部的接触部位是弧形面，弧形的接触面，使治疗时与颈腰部接触产生一个向上的顶伸的力，在顶伸点使自身头颈部、腰部的重力分解，分解出沿着牵引器弧形面两侧牵开颈椎体的力和向下的压力（图 3-16），使颈腰椎前缘（腹侧）被牵开，背侧（棘突侧）收紧，产生颈腰椎前侧间隙增大；椎间盘内压降低；颈腰部肌肉放松；纠正小关节病理性倾斜；松解神经根粘连；改变突出物与神经根相对位置的作用，使突出物在三维空间内发生不同程度的变位变形，增加神经根、硬膜囊的相对空间等；理论上椎间盘内压降低和椎体后侧（棘突侧）的顶伸力有利于椎间盘突出物还纳，在牵引的同时背伸，椎间盘后部及髓核向腹侧移动。曲度牵引作用的同时，颈腰椎正骨枕弧形面的顶伸力，有利于颈腰椎生理曲度的改善与恢复，使变直或轻度反曲的颈腰椎曲度得到矫正。此作用在使用

37

过程中的 MRI 片中可以看出（图 3-17）；持续的静卧曲度牵引对颈腰部有制动作用；增加椎间孔间隙；解除肌肉痉挛；纠正椎体倾斜使椎体间关节扭曲、松动和错位等，轻微可逆性病理改变随之消失。自重力曲度牵引的力度和牵引的时间患者自己可以轻松控制，自己可以完成持续牵引或间断的牵引治疗。同时患者可以自己通过头颈腰部的运动调控牵引的力度。上述作用的关键在于，对颈腰椎曲度的矫形，矫正了颈腰椎的生理曲度，颈腰椎的生理曲度大致正常，其小关节等结构也随之复位。此作用即颈腰椎正骨枕正骨的关键作用所在。结合颈腰部的运动训练就可解决大部分问题，如常见的小关节错位，神经根受压，神经根粘连，椎间盘膨出、突出，神经、血管受挤压等问题。

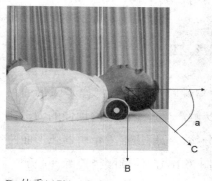

B=体重×7%　C=B×sina

图 3-16　颈椎曲度牵引力学分析

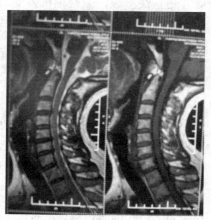

图 3-17　静卧曲度牵引有利于颈腰椎生理曲度的改善与恢复

　　自重力曲度牵引下的头颈腰部自主、自控的运动既锻炼了颈腰部稳定肌群、动力肌群，又有利于错位的颈腰椎小关节复位；颈腰椎曲度正常的情况下运动有利于松解颈腰部神经根粘连，有利于改变突出物与神经根的相对位置，从而减轻神经根的压迫，松解粘连，使神经根水肿减轻，消除无菌性炎症反应，缓解疼痛，恢复神经功能。头颈腰部的运动是在自重力曲度牵引下进行的，与平时的站立或坐姿状态下的颈腰部运动锻炼不同之处在于，颈腰部的运动是依托在正骨枕之上的，是有负荷的运动，其运动锻炼的效果也不同。自重力曲度牵引下进行的运动训练，有利于颈腰椎整体内外平衡、动态与静态平衡的恢复。

颈腰椎正骨枕对颈部有一个按摩的作用效果。颈腰部的组织与正骨枕之间形成一种相互的接触挤压与运动摩擦的关系。此挤压、按摩的力度是徒手按摩、手法正骨等力度不容易达到的，尤其对颈腰椎曲度的矫形、小关节的复位有利。患者可以根据自己颈腰部不适感的部位，着重对某一部位依托颈腰椎正骨枕进行运动挤压和摩擦。

颈腰椎正骨枕内加入的热水，加热正骨枕，正骨枕接触颈腰部，热敷于颈腰部，起到热疗的作用。正骨枕的热疗属于传导热，当皮肤局部感受到热刺激时，可影响局部自主神经纤维和躯体神经纤维的传导速度，还能影响脊髓上下段的自主神经中枢，甚至大脑皮质的功能，引起复杂的脊髓相应节段反应和全身反应，降低肌张力，从而减轻因肌紧张导致的疼痛；热刺激能加强组织代谢过程，使皮肤、体温及深部组织温度升高，从而增加组织摄氧量，改善组织营养，促进组织代谢和损伤的愈合；热疗对慢性无菌性炎症则有明显的治疗作用。此外，由于热刺激使血管扩张、血管通透性增强，有利于组织代谢产物的排除和对营养物质的吸收，从而起到抑制炎症发展、促进组织愈合的作用。如使局部组织温度升高到 40 ～ 45℃时，进行按摩和适当的牵拉，结合颈腰椎正骨枕的顶伸作用。颈腰部的运动，可改善颈腰椎挛缩小关节的活动度，明显改善颈腰部的活动度，促进关节功能的恢复。患者可以根据自我感觉，着重对不适的部位重点热疗。

总之，颈腰椎正骨枕的正骨疗法是通过曲度牵引、顶伸、矫正

颈腰椎的生理曲度、运动锻炼、按摩、热疗等综合于一体同时进行的
治疗，使患者颈腰椎的曲度得以矫正，椎－基底动脉血流恢复顺畅，
使颈腰部重新建立起新的、和谐的颈腰椎、椎间盘、神经、血管和相
邻组织之间的关系，可以使多种颈腰椎病临床症状缓解或达到治愈的
目的。经随访证实，尤其是随着自重力曲度牵引下头颈部腰部适当运
动时间的延长，治疗次数的增加，积累效益使颈项部、腰部肌肉力量
得以增强，韧带的力量、弹性增强，颈腰椎内、外平衡稳定，患者明
显感觉到颈腰部比治疗前更灵活、更有力量。颈腰椎病的原有症状逐
渐缓解或消失。

 ## 五、正骨枕正骨治疗的创新点

正骨枕治疗颈腰椎病（自重力曲度牵引下头颈部、腰部运动疗
法），充分利用了正骨枕的天然特性。竹筒竹纤维强度高、弹性好且
密度小，具有较高的抗拉强度和抗压强度；竹子截面是环形的，正骨
枕竹筒弧形接触面与人体的颈腰椎生理曲度相似，有利于矫正并恢复
颈腰椎的生理曲度；正骨枕竹筒内适合装水，导热散热慢，有利于
保持热疗时的温度恒定。用天然竹筒做成的正骨枕器械具有重量轻、
体积小、便于携带、耐用、经济、安全等特点。

自重力曲度牵引与常用牵引的区别：牵引是治疗颈腰椎病的常
用有效措施之一，牵引对颈腰椎病的治疗作用主要体现在：①解除颈、
腰部肌肉痉挛；②纠正寰枢椎及下端颈椎半脱位，减缓其对交感神经
纤维的压迫、牵拉与刺激；③使颈腰椎椎间隙变宽，负压增大，缓
冲椎间盘组织向周缘的外突力，有利于已外突的髓核及纤维环复位，
有利于突出的椎间盘复位；④增大椎间孔使神经根所受到的挤压得以
缓解，松解神经根和关节囊的粘连；⑤使水肿消退，改善和恢复钩椎

关节与神经根、交感神经传出纤维之间的位置关系，起到减压的作用；⑥拉开被嵌顿的小关节囊，纠正小关节错位；⑦拉长颈腰椎椎管，使迂曲的颈脊髓和椎动脉得以伸展，改善椎－基底动脉的血液循环；⑧使迂曲、皱褶或钙化的韧带减张，减轻对脊髓及脊髓动脉的压迫；⑨由于纠正了颈椎的异常改变，缓解其对交感神经传出纤维刺激及压迫，使交感神经功能恢复正常，缓解了头痛、心前区疼痛、胸痛、背痛与肢体痛，进而使椎－基底动脉供血改善，缓解头晕、睡眠障碍及记忆力减退等症状。

颈腰椎正骨枕对颈腰椎形成的自重力曲度牵引除了具备上述作用外，与常规牵引的主要区别在于：它不需要外加作用力，依靠的是患者自身头颅与颈部腰部的重量实施牵引，而且具有矫正颈腰椎的生理曲度作用。常规牵引疗程过长，或长年在家自行牵引有可能导致颈腰椎关节不稳，正骨枕的自重力曲度牵引无此副作用。大量临床病例证实其临床效果优于常规牵引。

正骨枕治疗颈腰椎病，关键在于把简单的正骨枕（天然竹筒为原材料）与运动锻炼有机地结合起来，把自重力曲度牵引、矫正颈腰椎的生理曲度、传导热疗、运动锻炼等几种物理作用与正骨枕（天然竹筒）融为一体。患者使用正骨枕治疗颈腰椎病一举多得，事半功倍，对于早期患者可以预防颈腰椎病的发展，易患人群可以轻松实现预防颈腰椎病的目的。人们在舒适、轻松的体位下，只需要轻轻地运动头颈部、腰部，或静静地保持仰卧状态就可以达到治疗、预防颈腰椎病的目的。

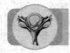

六、正骨枕正骨治疗颈腰椎病的优势

完整的正骨治疗颈腰椎病包括两个方面，一是器械——正骨枕，二是其独特的使用方法。"工欲善其事必先利其器"，治疗颈椎病所用的器械至关重要，正骨枕治疗颈腰椎病不仅有严谨的科学依据，而且正骨枕的价格较目前国内外医疗市场上的类似的医疗产品具有明显的优势，使用方法上实现了器械矫形与自主运动训练的完美结合，也是目前其他疗法不具备的。本正骨枕疗法的诸多优势在于以下几点。

1.**安全**　相对于颈腰椎常规牵引而言，自重力曲度牵引不需要外加牵引力，自重力牵引力的方向顺应颈腰椎的生理曲度。牵引的时间、力度完全在自己的掌控之中。有不适的感觉时可以随时停止牵引。利用热水加热局部热疗，没有使用电源的不安全因素。不会出现过度牵引导致的副作用。

2.**高效**　治疗效果好，主要是多种物理治疗作用可以同时发挥出来，包括曲度牵引，矫正恢复颈腰椎的生理曲度；热疗，锻炼颈腰部肌群、韧带和改善颈腰部的活动度，改善大脑的血液循环，解除神经压迫等。有相当一部分病例可以达到立竿见影的效果。多数患者可以在短时间内达到理想的治疗效果。部分病情顽固的患者在 2 ～ 3 个疗程后也收效明显。

3.**简便**　此方法不需要医护人员协助就可以自己完成治疗，且操作简便，不需要特殊的场地设备，可以实现自我保健和预防、治疗的效果。人往往具有一定的惰性，此方法是在舒适的休息体位下进行的，治疗简便易行，患者的接受程度高，易于坚持自我治疗。

4.**经济实惠**　在诊断明确，没有禁忌证的前提下，不需要来回跑医院、诊所之间耗费时间。所用设备极为便宜，可以多次长时间使用，避免过度医疗。可以说是目前性价比最高的方法之一。

5. 正骨枕治疗颈腰椎病有利于发挥患者的主观能动性 患者直接主动参与疾病的治疗，可以帮助他们树立战胜疾病的信心，缓解心理压力，有利于保护患者的健康隐私。容易坚持治疗，直至取得良好的效果。而且，如果出现症状复发时可以随时进行自助治疗和预防。

6. 环保节能 颈腰椎正骨枕的材料是天然竹筒、橡胶塞，不需要特殊化学材料，配上激光雕刻的使用说明和使用示意图，患者可以一目了然。同时竹筒雕刻具有艺术观赏价值，是医疗器械中具有艺术性的产品。

7. 可用于颈腰椎病易患人群的预防 低头族、电脑文员、驾驶员等易患人群，忙碌一天后回到家可以用颈腰椎正骨枕在短时间内缓解颈部疲劳，保持颈腰椎的活动度，加强颈腰椎的稳定性，维持颈腰椎的生理曲度，起到预防颈腰椎病的作用。

第4章

颈腰椎正骨枕治疗颈腰椎病
精选典型病例

颈腰椎病是人类文明发展进步快、人体进化无法适应的阵痛。人类进化理论认为适应环境改变的基因突变需要一个漫长的过程，人类的身体在短时间内无法进化出适应现代生活方式改变的颈腰部结构。颈腰椎病已经成为 21 世纪人类最大范围的流行性疾病，可以说与绝大多数人息息相关。很多患者不了解颈腰椎病的相关知识，缺乏自我保健意识，缺乏安全、简便、有效、经济的防治技术方法。笔者就亲身经历的一些典型病例介绍如下，希望能够给大家一些启发。

 ## 一、正骨枕疗法治疗颈型颈椎病

案例 1

李某某，男性，42 岁，家住昆明市五华区，公务员。

主诉：颈部酸痛无力 1 个月余加重 2 天。

现病史：患者一年前有过"落枕"，近 1 个月以来经常出现颈部酸、胀、痛、乏力的感觉，其间曾到街边按摩店做过按摩，门诊做颈枕带牵引，症状时好时坏。近 2 天症状加重，明显有颈部撑不起头颅的感觉，并且颈部酸、胀、痛加重。无头晕、恶心呕吐、肢体麻木疼痛症状，前来就医。

查体：神清，体胖，右手扶颈部，颈部活动稍受限。颈$_{2\sim7}$各椎体旁压痛明显，椎间孔挤压试验、臂丛牵拉试验阴性。

颈椎 X 线显示：颈椎曲度变直，序列正常，椎体边缘骨质增生椎间隙无明显狭窄。椎弓根及其附件骨质无异常（图 4-1）。

初步诊断：颈椎病（颈型）。

治疗：①嘱患者尽量避免生活、工作、娱乐中的勾头习惯，减少电脑、手机的使用时间，避免长时间驾车；②选择高度和硬度合适的枕头；③使用颈腰椎正骨枕进行（自重力曲度牵引下头颈部适当运动）自我治疗，并留电话便于随访。

治疗结果：治疗当天晚上，患者主动给医生打电话，说他当天就取得了立竿见影的疗效。自述使用颈腰椎正骨枕治疗后心情

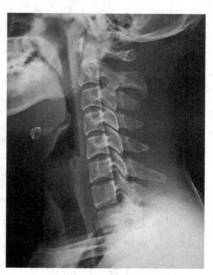

图 4-1　颈椎曲度变直

愉快，轻松自如，没有"吊脖子"颌枕带牵引的不适感和担心。14 天、1 个月、3 个月及一年后随访，患者未出现就诊前的症状，只是在自觉颈部有轻微不适时，自己就按正骨枕使用说明书治疗或预防性治疗。

专家点评：此例患者是年轻男性公务员，长期从事办公室工作，经常使用电脑，户外活动少。颈椎生理曲度变直，仅有颈部症状，诊断为颈型颈椎病。颈型颈椎病可以说是其他类型颈椎病的前奏，此型

颈椎病如果得不到重视，不进行积极的治疗与预防，往往会发展成其他更加严重类型的颈椎病。治疗首先应是对患者进行颈椎病的健康教育，使患者知道颈椎病是诱发因素长期作用下产生缓慢发展的退行性病理改变。所以，颈椎病的治疗不是一蹴而就的，诊断明确的患者应掌握一些颈椎病基本的防治知识，改变不良的工作、生活、娱乐习惯，加强颈项部锻炼，结合适当的物理治疗，局部症状就会消失（即临床治愈）。如果不注意改变不良的工作、生活、娱乐习惯，即使治好了（不适的症状消失了）也容易复发，并会继续向更严重的情况发展，甚至造成严重后果而需要手术治疗。颈腰椎正骨枕的热疗对颈部局部无菌性炎症、疼痛有很好的治疗作用。同时对颈部长时间的勾头的危害进行了矫正。既可以改善或消除症状，又可以恢复和改善颈椎的生理曲度，对大多数颈型颈椎病可以说是标本兼治、立竿见影。

案例 2

赵某，男性，27 岁，家住昆明，军人。

主诉：颈部酸痛无力 1 个月余加重 2 天。

现病史：患者总感觉头晕，头沉，像喝酒过量，只要向后转头，头晕症状就加重，伴恶心。

查体：神清，体胖，右手扶颈部，颈部活动稍受限。颈$_{2\sim7}$各椎体旁压痛明显，椎间孔挤压试验、臂丛牵拉试验阴性。

脑电图、颈部 X 线检查：颈椎病。

初步诊断：颈椎病（颈型）。

治疗：①嘱患者尽量避免生活、工作、娱乐中的勾头习惯，减少电脑、手机的使用时间，避免长时间驾车；②选择高度和硬度合适的枕头；③使用颈腰椎正骨枕进行自我治疗（自重力曲度牵引下头颈部适当运动），1 周内颈部酸痛无力感消失，2 个月余患者头晕症状消失。

知识链接：

1. 中医治未病、未雨绸缪、防微杜渐的预防思想至今有深远的影响，是中医学重要的理论基础，并逐步构成了"未病先防""既病防变""愈后防复"的理论体系。颈型颈椎病是颈椎病的早期表现，颈椎病是一个慢性发病过程，预防非常重要；如果已经得了颈椎病就要防止它向严重的方向发展；颈椎病经过临床治疗症状得到缓解，或达到临床治愈标准也要防止它复发。因为颈椎病在没有祛除病因的情况下往往会反复发作而症状逐渐加重，甚至需要手术治疗。

2. 合适的枕头是指：①材质可以是天然的植物种子的皮壳、纤维或植物的种子；人造填充物有乳胶、纤维等，可以根据自己的喜欢选择。②枕头的高低，合适的高度应该是仰卧有仰卧的高度、侧卧有侧卧的高度，仰卧时颈椎部位有依托（图 4-2），既不太高也不过矮；侧卧时使脊柱基本保持在一水平线上（图 4-3）。现实生活中仰卧时如果枕头过高容易引起颈椎曲度变直，甚至反张，加速颈椎的退变，极易引起颈椎病（图 4-4）。

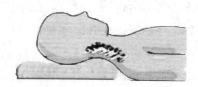

图 4-2　仰卧时，颈椎部位有依托保持生理曲度颈部放松休息

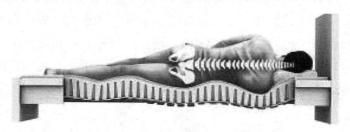

图 4-3　侧卧时，应尽可能保持脊柱处于水平状态

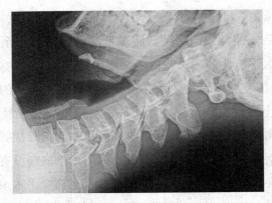

图 4-4　高枕的危害不可忽视

 二、正骨枕治疗神经根型颈椎病

案例 1

应某，男性，46 岁。家住昆明市西山区，军人。

主诉:左手中指、示指、拇指逐渐麻木，左臂麻木 3 个月加重 1 周。

现病史：患者 3 个月前不明原因出现左手中指麻木，逐渐发展到示指、拇指，近 1 周向左侧扭头时出现整条左臂电击样麻木感，伴颈部酸、胀、痛、无力感。曾经在部队医院进行牵引、推拿、针灸、服用中药等治疗，效果不理想，前来笔者处就医。

查体：神清，体胖，颈 $_{3\sim5}$ 椎旁压痛，椎间孔挤压试验阳性。

颈椎 X 线正、侧、过伸、过屈位检查：颈椎生理曲度变直，椎体序列正常，颈 $_{5\sim6}$ 椎体边缘骨质增生，过伸、过屈功能可。颈椎 MRI 平扫：颈椎生理曲度变直。颈 $_{3\sim4}$ 椎间盘中央型突出，相应硬膜囊受压，颈髓受压不明显（图 4-5）。

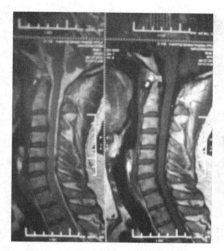

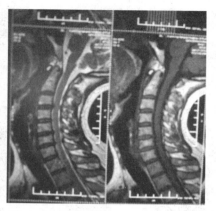

图 4-6　治疗中的 MRI 颈椎影像。颈椎曲度优于未使用状态，颈椎排列整齐，椎间隙被牵开，明显增大

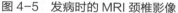

图 4-5　发病时的 MRI 颈椎影像

初步诊断：颈椎病（神经根型）。

治疗：①嘱患者尽量避免生活、工作、娱乐中的勾头习惯，减少电脑、手机使用时间；②选择高度和硬度合适的枕头；③使用颈腰椎正骨枕进行自我治疗（自重力曲度牵引下头颈部适当运动），并留电话便于随访。

治疗结果：患者在治疗 1 周后主动打来电话说当天使用竹筒治疗后颈部疼痛情况明显好转，酸、胀、痛已经消除。左臂麻木感消失，左手三个手指麻木感减轻。两周后电话回访症状已经全部消失。1 个月、6 个月、一年、两年随访无复发。（图 4-6）

专家点评：患者为中年男性，发病前经常长时间使用电脑。MRI 检查结果显示颈椎生理曲度变直。颈椎退行性变并颈 $_{3\sim4}$ 椎间盘轻度突出。结合临床症状诊断为神经根型颈椎病。神经根型颈椎病在颈椎病的发病中是发病率最高的一种，约占颈椎病的 60%。本病是一例典型的因长期、长时间使用电脑，经常勾头或颈部保持一个姿势不动，缺乏颈椎病防治常识，不注意颈椎保健的病例。治疗前进行颈椎保健健康教育，配合颈腰椎正骨枕治疗（自重力曲度牵引下头颈部运动疗法），治疗效果好。患者自诉出差等外出活动时经常自带正骨枕巩固治疗或自我保健使用。患者患病时的 MRI 与治疗中的 MRI 比较（图4-5、图4-6）可以看出，治疗中颈椎的排列及颈椎的生理曲度明显优于发病时的自然状态，是治疗效果好的关键所在。颈椎生理曲度恢复后，由曲度改变造成的临床症状多会自然消失。

案例 2

何某，男性，55 岁，家住昆明，干部。

主诉：颈部酸痛无力 1 个月余加重 2 天。

现病史：2005 年患者感觉头晕、头痛、耳鸣，颈部有酸胀痛的感觉，手指经常感觉麻木。到北京等多家医院治疗，效果不明显。10余年来经过牵引、针灸、消融冲击疗法和中药热敷疗法效果均不明显。

查体：神清，体胖，右手扶颈部，颈部活动稍受限。颈 $_{2\sim7}$ 各椎体旁压痛明显，椎间孔挤压试验、臂丛牵拉试验阳性。

颈部行颈椎 MRI 扫描检查：颈椎 $_{2\sim7}$ 椎间盘突出 5 ～ 7 毫米。

初步诊断：颈椎病（神经根型）。

治疗：①嘱患者尽量避免生活、工作、娱乐中的勾头习惯，减少电脑、手机使用时间，避免长时间驾车；②选择高度和硬度合适的枕头；③使用颈腰椎正骨枕进行自我治疗（自重力曲度牵引下头颈部适当运动），3 天后患者头晕、头痛、颈部酸胀痛明显消失，疗效立竿见影，连续使用正骨枕治疗 2 个月后，症状基本消失，1 年后患者症状消失。

知识链接：颈椎病的自我保健非常重要，自我保健方法有：膳食营养平衡；情绪稳定、劳逸结合；避免长时间使用手机、低头伏案工作或久坐；选择高度和硬度合适的枕头，使颈部有依托；最好是仰卧时有仰卧需要的高度，侧卧时有侧卧合适的高度；工作或生活中经常保持正确的姿势；选择合适的户外运动，如游泳、打羽毛球、放风筝等；加强颈项部肌肉力量的锻炼；注重颈部保暖；避免颈部外伤，尽可能避免驾车中急刹车造成颈椎的挥鞭伤。在自我保健方面不可忽视一点是调试自己的心态，首先，要消除悲观心理，对于各种类型的颈椎病只要结合自身的具体情况选择可行的方案，治疗及时，持之以恒是完全可以治愈的。其次是避免急躁情绪，颈椎病的发病是一个缓慢的过程，其症状的出现是逐渐形成的，对它的治疗不可能一蹴而就，对此应有充分的心理准备，应耐心不间断进行颈椎病的预防和保健，尤其对于老年颈椎病患者，只有这样才能预防复发或减轻症状。过分急躁的心情，不但不利于治疗，也不利于自身健康，甚至诱发其他疾病。

三、正骨枕治疗椎动脉型颈椎病

案例

成某某，女性，33 岁。家住陕西省岚皋县城，小学教师，军人家属。

主诉：反复颈部疼痛、头痛 5 年，加重 2 天。

现病史：患者 5 年前无明显诱因出现颈部疼痛、头晕、头痛症状，经常反复发作，头部突然转动时加重，有跳动性疼痛感。平时喜欢玩手机。曾经在当地找正骨的医生"扳脖子"治疗；经当地医院住院治疗，诊断为神经性头痛。此次来云南探望在边防部队服役的爱人。又发生头晕、头痛症状，患者的爱人电话说明病情后希望我们能够给予帮助治疗。

查体：未见患者。

初步诊断：颈椎病（椎动脉型）。

治疗：①嘱患者尽量避免生活、工作、娱乐中的勾头习惯，减少电脑、手机使用时间；②选择高度和硬度合适的枕头；③使用颈腰椎正骨枕进行自我正骨治疗（自重力曲度牵引下头颈部运动疗法），并留电话便于随访。

治疗结果：患者收到颈腰椎正骨枕后，即按说明书进行治疗，3天后其爱人打来电话反馈治疗效果非常好，使用几天后所有症状消失。1个月、3个月、6个月、1年、2年后随访，患者非常满意，两年多时间没有明显发作，偶尔有轻微症状时使用颈腰椎正骨枕自我预防性治疗后症状就会消失。患者还介绍许多同事、家人使用此方法治疗颈椎病。

专家点评：患者为年轻女性，教师，无明显诱因的反复发作性头晕、头痛。曾经反复多次到医院治疗，效果不明显。其工作性质在室内时间多，经常使用电脑、手机。可以考虑为椎动脉型颈椎病引起的症状。给予竹筒疗法，效果非常理想。需要注意的是该患者曾经接受"扳脖子"治疗。颈椎病患者"扳脖子"的治疗方法是很危险的，很容易出现意外，据了解有医院因为"扳脖子"治疗颈椎病发生过医疗事故。一些江湖医生推拿按摩的"扳脖子"治疗危险性更高。希望颈椎病患者慎重选择"扳脖子"的方法，避免造成恶性后果。

知识链接：椎动脉型颈椎病以椎动脉供血不足为特征，如头痛、头晕、眩晕、摔倒，可伴有恶心、呕吐、耳鸣等。

经常使用手机，或经常使用手机玩游戏容易得"手机颈椎病"。手机颈椎病是智能手机问世以来，由于人们使用手机时勾头姿势引发颈椎病的泛称。从理论上讲，颈椎病是一种退行性病变，多发于中老年人。但现在年轻的患者越来越多，甚至大、中、小学生也出现了颈椎病。这与智能手机的普及使用有密切的关系。年轻人长时间低头使用手机已经成为很多人的常态。手机成瘾的人被称为"低头族"，更有甚者称为"手机控""行尸走肉"等。虽然称呼不同，但他们都有相同的外观特征，可以随时随地地低头，目光向前下方倾斜，聚精会神，双手或单手抬到面部与腰部之间，示指或拇指不停地做规律运动。完全投入时会忘记周围的一切人或事物乃至危险因素，由此酿成悲剧的比比皆是，如碰撞、摔伤、车祸等。低头玩手机，颈椎最悲催。从生物力学的角度看，这样会导致颈椎承受的压力成倍增加，甚至超过自己头颅重量的 3 ～ 4 倍的压力加压在颈椎上，会严重影响颈椎的正常生理曲度，出现颈椎曲度变直或反向弯曲；颈后肌群因长时间低头牵拉受损，加速颈椎的退化，早期可能只有颈部不适、酸痛、无力、劳累感。如果不注意纠正颈部勾头的姿势逐渐会出现头晕、头痛、颈部酸胀、疼痛、肢体麻木、无力等症状，导致颈椎病的发生，严重影响年轻人的健康。如果得不到重视，很可能会发展到需要手术治疗。所以手机的使用要适度，尽可能避免长时间使用手机聊天或在手机上玩游戏、浏览网页等。

四、正骨枕疗法治疗交感型颈椎病

案例

龚某某，女性，56 岁。家住成都市，海关工作人员。

主诉：头晕、胸闷、心前区疼痛 2 个月余。

现病史：2 个月来经常无明显诱因自感头晕、胸闷，阵发心前区疼痛，疼痛呈刺痛、抽痛感，发作时曾进行心电图检查，心率 80 ～ 90 次 / 分，无心肌缺血。实验室检查血脂、血糖正常；眼底检查无异常。曾经含服"硝酸甘油""速效救心丸"症状无明显好转。

查体：血压 120/78 毫米汞柱，心率 72 次 / 分，颈 $_{3\sim5}$ 棘突旁压痛，

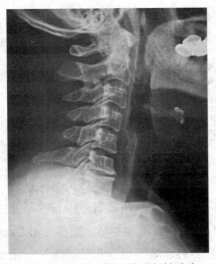

图 4-7 X 线显示颈椎退行性改变

向左侧持续转头时胸闷、胸部不适明显。

心电图检查：心脏负荷试验心电图无异常。

X 线检查：颈椎生理曲度变直，颈椎退行性改变（图 4-7）。

诊断：颈椎病（交感神经型）。

治疗：①嘱患者尽量避免生活、工作、娱乐中的勾头习惯，减少电脑、手机使用时间；②选择高度和硬度合适的枕头；③使用颈腰椎正骨枕进行正骨自我治疗（自重力曲度牵引下头颈部运动），并留电话号码便于随访。

治疗结果：患者开始治疗效果不明显，坚持自我治疗 3 周后症状明显减轻，1 个月后随访症状消失。3 个月、6 个月、1 年随访症状偶有轻微发作，经使用颈腰椎正骨枕自我正骨治疗后缓解。

专家点评：患者为中年女性，办公室工作人员，属于颈椎病易患人群，无明显诱因出现胸闷、胸痛症状往往首先考虑心脏供血问题。该患者心电图检查和血压、血糖、血脂正常，不支持冠心病诊断。X 线检查发现颈椎生理曲度变直，颈椎有退行性改变，结合临床表现支持交感神经型颈椎病的诊断。经正骨枕自我正骨治疗效果明显，进一步印证了颈椎病的诊断。

知识链接：颈椎病的自我治疗非常重要，颈椎病大多属于诱发因素长期作用下产生、缓慢发展的退行性病理改变，各型颈椎病早期患者都可以进行自我治疗，前提是在医院明确诊断后在医生的指导下进行，包括物理疗法、运动疗法、牵引疗法等，以往的治疗大多忽略了对颈椎的矫形正骨治疗，即忽略了对颈椎曲度变直或者是反曲的矫形正骨治疗。自我治疗可以给患者节约大量的时间和金钱。自我治疗方法得当可以起到事半功倍的效果。在自我治疗的过程中，一旦发生症状或体征加重等情况，应立即停止治疗，需要到医院重新检查分析病情，调整治疗方案。

　　在颈椎病自我治疗过程中，患者需要注意观察效果，尤其对以下特殊情况加以注意，并及时咨询医生。①症状或体征无好转：经过3周以上自我治疗后，病情虽无加重，但也无任何好转或改善迹象的患者，应重新检查、诊断，判断是否原诊断有误或者采取的治疗方法不得当，或者病情不适合自我治疗。②症状或体征加重：若治疗时疼痛、麻木的异常感觉加重，或感觉双手、双足肌力较前减退，应及时就诊；即使是他人观察发现患者步态姿势及全身状态改变时也应如此。③出现新的或无法解释的症状及反应：在颈椎病自我治疗过程中，如果又出现新的症状，或是对所采用的治疗方法出现异常反应，则表明患者可能存在其他病因，应及时就诊。④无原因出现剧烈疼痛或原疼痛急剧加重：这种情况有可能是脊神经根遭受到刺激，存在严重的水肿，而采用的自我治疗方法不当，进一步产生刺激症状。此时要注意调整治疗方法，以休闲、制动、消除炎症为主，如果患者疼痛剧烈，夜间加重，用强镇痛药才能奏效，则要怀疑肿瘤的可能。⑤突然步态失稳：表明患者可能有脊髓本身或脊髓血管受累，应及早做进一步检查，以免延误治疗时机。⑥突然跌倒：患者如无关节扭伤等特别的原因，而发生步行时突然跌倒，或双下肢发软将要跪地而被人搀扶，或需要扶墙方可站立、行走，表明脊髓锥体束可能受累，需要进一步检查确定。⑦体重明显减轻：患者如无发热、胃肠道疾病等特殊原因而突然消瘦，应怀疑肿瘤的可能，尤其是老年人，应进一步检查确诊。

　　在颈椎病自我治疗过程中，一方面，要注意发生上述病情改变时及时就诊的问题；另一方面，还应注意自我治疗到一定程度可以考虑终止治疗。①痊愈：患者经过颈椎病自我治疗后症状、体征完全消失，对工作和日常生活无任何影响。②基本痊愈：患者经过颈椎病自我治疗后症状、体征大部分消失，仅局部偶尔有少许疼痛或不适，但不影响正常工作和生活。③病情稳定：当患者症状、体征改善达到一定的程度后停滞不前，并经 1～2 个月以上观察无症状、体征加重。④遵照医嘱执行。如按预定计划已完成颈椎病自我治疗，或根据需要由医生决定终止治疗。

五、正骨枕不适合治疗严重的脊髓型颈椎病

案例

易某某，女性，58 岁，家住新疆伊犁，公务员。

主诉：双上肢麻木、疼痛 3 年伴下肢麻木步态不稳 1 个月。

现病史：自述 3 年前无明显诱因出现左侧上肢麻木、疼痛，逐渐出现双上肢麻木、疼痛，曾经在本地按颈椎病进行牵引、按摩、针灸、中药等治疗，效果不明显，症状时好时坏，近 1 个月出现下肢麻木、步态不稳，有踩棉花感。经朋友介绍，打电话要求购买颈腰椎正骨枕。根据患者症状判断为脊髓型颈椎病，不适合使用正骨枕治疗。嘱其应尽快手术治疗。但是患者执意要试一下看治疗效果如何，按其要求提供一个颈腰椎正骨枕。

半年后随访，患者在使用一段时间后无明显效果，已经进行手术治疗。术后恢复良好。

专家点评：脊髓型颈椎病，脊髓受压的主要原因是中央后突出的髓核、椎体后缘骨赘、增生肥厚的黄韧带及钙化的后纵韧带等。经

确诊的脊髓型颈椎病，非手术治疗可能有一定的疗效，症状比较严重通过非手术治疗效果不理想或没有效果者，建议及时手术治疗。手术时机选择在可能发生严重不可逆转的神经功能丧失之前进行最为合适。如果脊髓神经受压迫，症状明显应尽快手术治疗。临床观察结果表明以发病6个月之内手术疗效最好。如果耽误治疗会对脊髓神经系统造成不可逆的损伤，导致瘫痪或危及生命。

 ## 六、正骨枕治疗混合型颈椎病

案例

满某某，男性，32岁，家住昆明市嵩明县，职员。

主诉：颈肩痛伴颈僵不适半年余，加重伴头晕、头痛，左手拇指、示指、中指麻木1周。

现病史：自述办公室工作，经常使用电脑、手机，并且经常驾驶轿车。半年前无明显诱因出现颈肩痛伴颈僵不适，曾经在当地门诊行牵引、按摩、输液、针灸和服用止痛药物、活血化瘀药物治疗，症状无明显好转，1周来症状加重，同时出现头晕、头痛症状就诊。

查体：一般情况良好，颈部屈伸、左右旋转不同程度受限，颈椎 $_{2\sim6}$ 旁压痛明显，压头试验、左侧臂丛牵拉试验阳性。

X线侧位片显示：颈椎曲度反向弯曲（图4-8）。

初步诊断：混合型颈椎病（神

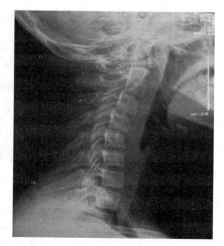

图4-8　X线显示颈椎反向弯曲

经根型伴椎动脉型）。

治疗：①嘱患者尽量避免生活、工作、娱乐中的勾头习惯，减少电脑、手机使用时间；②选择合适的枕头；③使用颈腰椎正骨枕进行自我正骨治疗（自重力曲度牵引下适当运动），并留电话号码便于随访。

治疗结果：2 周后随访，颈肩痛、颈僵明显缓解，头晕、头痛、手指麻木症状偶有发生。嘱其继续坚持治疗，1 个月后随访，颈肩痛、颈僵、手指麻木症状消失，头晕、头痛好转。半年后随访，偶有头晕。

专家点评：年轻患者，属于颈椎病易患人群，颈椎生理曲度明显反曲，临床症状已经严重影响了生活、工作。竹筒疗法可以明显改善颈椎的生理曲度，通过颈部的自我运动可以锻炼颈后肌群，患者治疗后明显感觉颈项部有力量，颈后肌群力量增强对维持颈椎正常的生理曲度有益。颈椎的生理曲度改善后，椎间孔改变可以有所改善，脊神经受压得到改善，椎动脉扭曲也可以得到改善。颈部的健康，颈椎生理曲度的正常维持非常重要。就该患者来说，首先要树立战胜颈椎病的信心，积极与医生配合，纠正不良的坐卧姿势，养成良好的生活习惯，按颈腰椎正骨枕的使用说明书坚持治疗，颈椎内、外环境建立起了新的力学平衡，其病情自然会趋于稳定。否则，病情就可能会继续向严重的方向发展，甚至出现瘫痪的后果。

知识链接：颈椎病患者如何选择治疗方法非常关键，该患者曾经使用过多种方法治疗效果均不理想。颈椎病非手术治疗有很多种方法，甚至还有各种偏方、秘方和个性化治疗方案。颈椎病往往是慢性过程，患者有足够的时间选择如何治疗，这也是患者的权利。当确诊为颈椎病后，患者本人应该弄清楚常用的（或所有的）治疗方法中存在的风险和益处，主动和医生沟通清楚后再决定如何进行治疗。现实生活中，许多患者往往只听医生的安排，忽略了自我选择权利，缺乏对治疗风险和益处的认知，忽视了治疗当中可能出现的副作用。治疗一段时间之后，个别患者出现一些其他问题，这样不只对健康造成负面影响，甚至会被过度医疗，走了弯路耽误治疗，也容易产生医疗纠纷。尤其是不能病急乱投医，盲目相信报纸、广播、电视广告。尤其是某些药品的广告夸大其词，很容易误导患者。前面谈到颈椎病发病与治疗的生物力学基础，药物治疗只能缓解部分症状，颈椎病的关键问题在于颈椎的生物力学平衡被打破了，药物治疗自然难以奏效。而临床上经常反复长时间服药治疗者大有人在。需要强调的是，任何类型的非手术治疗方法在治疗中不应该造成"伤口"或大面积的"淤青"。更不应该长期服用某种活血化瘀或止痛药物。任何方法都需要患者对所选择的方式有足够的了解，包括其中的风险、益处、相关注意事项都要了解清楚，而且没有任何一种方式是适合所有人的。再权威的医院、再高明的医生在治疗颈椎病的过程中都有可能出现失误。因此，自己能够判断权衡利弊后，安全又最适合自己的治疗方法，才是好的选择。

七、正骨枕治疗颈椎病引起的乳房疼痛

案例

田某某，女性，23 岁。家住昆明市，商场售货员。

主诉：左侧颈肩部疼痛半年、加重伴左侧乳房疼痛 3 个月。

现病史：患者半年前无明显诱因出现左侧颈肩部疼痛，时好时坏，未太在意，近 3 个月来出现明显的左侧乳房胀痛，与月经周期无明显的联系。曾经自己在药店购药治疗，效果不明显。患者近年来经常使用手机玩游戏，参与游戏比赛。

查体：颈部活动稍受限，颈 $_{4\sim7}$ 各椎体旁压痛明显，椎间孔挤

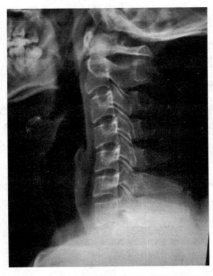

图4-9 X线显示颈椎生理曲度反张

压试验阳性、臂丛牵拉试验阴性。乳房外观正常，无触痛、无包块。

X线检查：乳腺钼靶检查结果正常。颈椎生理曲度反张，如图4-9所示。

初步诊断：颈椎病（神经根型）。

治疗：①嘱患者尽量避免生活、工作、娱乐中的勾头习惯，减少手机、电脑使用时间；②选择合适的枕头；③使用颈腰椎正骨枕进行自我正骨治疗（自重力曲度牵引下适当运动），并留电话便于随访。

治疗结果：患者1周后电话随访，乳房疼痛明显减轻，2周后症状消失，左侧颈肩部疼痛明显减轻。3个月后症状全部消失。6个月、1年后随访乳房疼痛无复发。

专家点评：患者为年轻女性，经常玩手机。长时间低头，颈部前屈保持一个姿势不变。颈椎承受压力增大，导致颈肩部的肌肉紧张、劳损，压迫或刺激脊神经，导致附近的软组织痉挛、水肿、变性而发生颈肩部、乳房疼痛。长时间使用手机，全神贯注地盯着手机屏幕，颈部前屈对颈椎的危害极其严重，甚至是使用电脑、开车、打麻将等的几十倍。严重破坏颈椎的生理曲度，导致严重的临床症状，对年轻人的危害很大。颈椎病是一个慢性发病过程，预防非常重要；如果已经得了颈椎病就要防止其向严重的方向发展变化；颈椎病经过临床治疗症状得到了缓解，或者是临床治愈了也要防止复发。因为颈椎病会反复发作而症状逐渐加重，甚至需要手术治疗。

知识链接：颈椎病发展阶段。

颈椎病从症状上来讲，大致分为 3 个发展阶段。①早期：长时间紧张工作后感觉颈肩部劳累、酸痛等，此阶段只需要适当休息、运动即可使症状消失。②中期：如果早期没有重视治疗与预防，会逐渐出现颈僵、无力、上肢酸麻胀痛等症状。此时进行正确可靠的治疗和运动训练可控制症状。③后期：如果中期治疗不及时，症状逐渐加重，病理性改变加重，症状难于控制，治疗难度增加甚至需要手术治疗。因此，颈椎病一经发现应早期治疗。早期治疗见效快、疗效好，中期开始治疗，见效慢、易复发。颈椎病发展到后期，不仅治疗效果不理想、费用高、治疗方法复杂，甚至会造成终身残疾，严重者危及生命。

 八、正骨枕治疗颈椎病伴腰椎间盘突出症腰腿痛两例

案例 1

夏某某，男性，43 岁。家住昆明市西山区，公务员。

主诉：颈椎病 2 年加重伴腰痛左小腿疼痛麻木 1 周。

现病史：患者于 2 年前因颈部疼痛伴左臂疼痛麻木，在三甲医院诊断为颈椎病，于 1 周前颈部症状加重，左臂无力，因搬东西不慎扭伤腰部，出现腰痛、左小腿麻木疼痛。曾经几次住院治疗颈椎病，病情时好时坏，1 周前腰部扭伤后出现左小腿疼痛麻木，自己口服止痛药物效果欠佳，前来就诊。

查体：患者颈部活动轻微受限，左手肌力 3 级，颈 $_{4\sim7}$ 椎旁压痛明显，压头试验阳性。左腿抬高试验阳性。

X 线：颈椎曲度变直，颈椎退行性改变。

腰椎磁共振：提示腰 $_5$ 骶 $_1$ 椎间盘突出，中央偏左。

诊断：①颈椎病（神经根型）；②腰椎间盘突出症。

治疗：①嘱患者尽量避免生活、工作、娱乐中的勾头习惯，减少手机使用时间；②睡硬板床；③选择高度和硬度合适的枕头；④使用颈腰椎正骨枕进行自我正骨治疗（自重力曲度牵引下头颈部适当运动）；⑤嘱患者将正骨枕放在腰部治疗，使用方法见图4-10，每天1～2次，并留电话号码便于随访。

治疗结果：患者于自我治疗1周后主动打来电话，告其颈部症状消失，左手仍有轻微麻木。自述腰部疼痛、左腿的麻木疼痛症状也消失了。嘱其继续用相同方法治疗3周。1个月、3个月、6个月、1年随访，颈椎病、腰椎间盘突出症症状无复发。

案例2

刘某，女性，55岁，干部。

主诉：2010年患者诊断为腰椎间盘突出症，经过多年的治疗没有明显效果。

现病史：患者于2年前因颈部疼痛伴左臂疼痛麻木，在三甲医院诊断为颈椎病，于1周前颈部症状加重，左臂无力，因搬东西不慎扭伤腰部，出现腰痛、左小腿麻木疼痛。曾经几次住院治疗颈椎病，病情时好时坏，1周前腰部扭伤后出现左小腿疼痛麻木，自己口服止痛药物效果欠佳，前来就诊。

查体：患者颈部活动轻微受限，左手肌力3级，颈$_{4\sim7}$椎旁压痛明显，压头试验阳性，左腿抬高试验阳性。

X线：颈椎曲度变直，颈椎退行性改变。腰椎磁共振提示腰$_5$骶$_1$椎间盘突出，中央偏左。

诊断：腰椎间盘突出症。

治疗：①嘱患者尽量避免生活、工作、娱乐中的勾头习惯，减少手机使用时间；②睡硬板床；③选择硬度和高度合适的枕头；④使用正骨枕进行自我正骨治疗；⑤嘱患者将正骨枕同时放在颈部、腰部治疗，使用方法见图 4-10，每天 1～2 次，并留电话号码便于随访。

治疗结果：2016 年通过使用颈腰椎正骨枕治疗，1 周后病情好转，症状明显减轻，连续使用 6 个月后，症状基本消失，2 年后病情基本治愈。

专家点评：患者患有颈椎病，临床症状、体征、X 线检查及前两次住院诊断明确，腰椎磁共振检查结合临床症状，腰椎间盘突出的诊断明确。颈椎病先发病 2 年后发生腰椎间盘突出症。颈椎在不利的诱因下容易提早退化发生颈椎病，颈椎病患者往往会累及腰椎，颈、腰椎同时患病者大有人在。脊柱是人类得以直立行走的脊梁，人类直立行走靠脊柱撑起上半身的重量。脊柱颈段出现问题是由于头颈部姿势、应力的改变，往往会引起腰椎加快退变，临床上有相当一部分人患了颈椎病之后会发生腰腿部的不适感，或腰椎间盘突出症。久坐办公室、长时间驾车等既是颈椎病的诱因又是腰椎间盘突出症的诱发因素。当颈段脊柱出现病理性改变时必然会对胸段或腰段脊柱造成影响，甚至会影响到人的步态、行走的姿势。只是影响的程度不同或出现临床症状的早与晚有区别。该患者就是典型的例子。患者使用同样的治疗方法治好了颈椎病，腰部使用后治好了腰椎间盘突出症，其主要作用原理在于，腰椎和颈椎都有向前弯曲的生理曲度，同样的诱因可以引起颈椎、腰椎的生理曲度改变，加速了颈椎、腰椎的退变。用同样的方法，有利于恢复颈椎、腰椎生理曲度的治疗往往是有效的，同时还有热疗、腰骶部肌肉的运动锻炼，可以改善突出物与神经根的关系，所以治疗效果较好。

知识链接：腰椎间盘突出症引起腰腿痛的竹筒疗法。

腰椎间盘突出症是因腰椎间盘变性，纤维环破裂，髓核突出刺激或压迫神经根、马尾神经所表现出的一种综合征，是腰腿痛最常见的原因之一。腰痛和一侧下肢放射痛是该病的主要症状。正骨枕疗法使用方法：准备工作同颈椎病治疗，取平卧下肢屈膝，用双肩、双肘、腰部的力量撑起腰部，将正骨枕放在腰下，然后将腰部轻轻压在正骨枕上，向左右两侧摆动双下肢各 10 次，之后用腰部的力量在腰下滚动正骨枕 10 次（此阶段运动训练腰骶部肌肉）（图 4-10 ～图 4-14）。运动完毕，使正骨枕保持在腰部疼痛的部位，轻轻伸直双下肢（此阶段对腰部持续自重力曲度牵引持续热疗）。通过运动训练腰背部肌肉力量使之强而有力，既是治疗腰椎间盘突出症的方法，又是预防腰椎间盘突出症非常有效的方法。

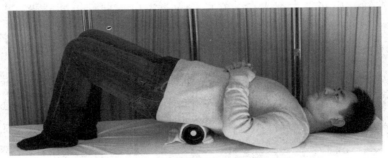

图 4-10　腰部使用的准备动作（一）

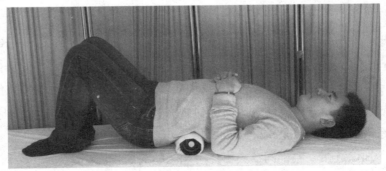

图 4-11　腰部使用的准备动作（二）

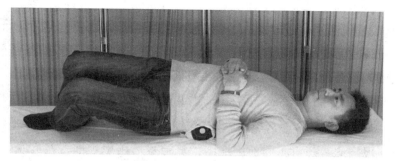

图 4-12　腰骶部向左运动（三）

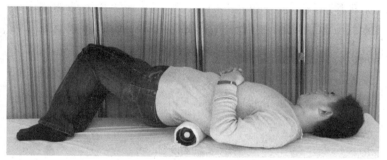

图 4-13　腰骶部向右运动（四）

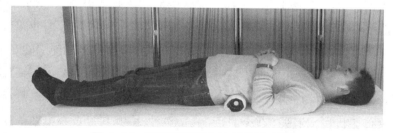

图 4-14　腰骶部自重力持续牵引（五）

九、正骨枕治疗颈椎病引起的心律失常

案例

王某某，女性，48 岁。家住昆明官渡区，会计。

主诉：颈部、左肩、左胸部疼痛，偶尔心慌，胸闷 1 周。

现病史：患者 1 周前因连续加班劳累后出现颈部、左肩左胸部疼痛不适，偶尔伴有心慌、胸闷，自己曾含服"速效救心丸"治疗，症状无明显好转，也曾在私人门诊按摩治疗。今日来门诊就诊。

查体：颈 $_{3\sim7}$ 椎旁压痛明显，第 6 颈椎棘突向右侧偏歪。颈部活动稍受限，臂丛牵拉试验阴性，击顶试验阳性。

X 线：颈椎曲度消失。

心电图检查显示：心律不齐、心动过速，心率 130 次／分，伴有房性期前收缩。

初步诊断：颈型与交感型混合性颈椎病。

治疗：①嘱患者尽量避免生活、工作、娱乐中的勾头习惯，减少手机、电脑使用时间，工作一段时间后注意有意识的头颈部活动；②选择高度和硬度合适的枕头；③使用颈腰椎正骨枕进行自我正骨治疗（自重力曲度牵引下头颈部适当运动），并留电话号码便于随访。

治疗结果：使用颈腰椎正骨枕自我正骨治疗 1 周后随访，颈部、左肩、左胸部疼痛症状基本消失，心慌、胸闷症状减轻。1 个月后随访原有症状基本消失。3 个月后随访无复发。嘱其复查心电图，反馈信息心率恢复正常，心率 78 次／分，心律整齐。

专家点评：患者为女性、会计，工作性质属于颈椎病易患人群，X 线片支持颈椎病的诊断，有交感型颈椎病的表现，诊断成立。经颈腰椎正骨枕治疗后临床症状消失，随访无复发。随访过程中嘱患者注重颈椎保健，可以偶尔使用颈腰椎正骨枕进行预防锻炼。

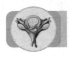 十、正骨枕治疗颈椎病引起的高血压

案例

道某某，女性，44 岁，贵阳市人，银行工作人员。

主诉：颈部无力、头晕 1 年余，高血压病半年。

现病史：患者 1 年来反复感觉颈部无力、不适，曾经住中医院治疗，诊断为颈椎病，经过牵引、按摩、理疗等方法治疗颈椎病，症状时好时坏。近半年来发现有高血压病，血压 180/100 毫米汞柱左右，偶尔有头晕症状，曾经联合服用三种降压药，降压药物效果不理想。到过几家医院治疗高血压病效果均不理想。血压忽高忽低。经介绍来笔者处就诊。

查体：血压 180/95 毫米汞柱。颈椎 $_{4\sim7}$ 椎旁压痛明显，颈部活动稍受限，臂丛牵拉试验阴性，击顶试验阴性。

X 线片：颈椎曲度反曲。心电图大致正常。

初步诊断：颈椎病（交感神经型）。

治疗：①嘱患者尽量避免生活、工作、娱乐中的勾头习惯，减少手机、电脑使用时间，在办公桌前工作一段时间后注意有意识地头颈部活动；②选择高度和硬度合适的枕头；③使用颈腰椎正骨枕进行自我正骨治疗（自重力曲度牵引下头颈部适当运动）。因患者有颈椎曲度反曲，嘱其开始使用时循序渐进不要急于求成，由于明显反曲的颈椎病患者开始使用颈腰椎正骨枕进行正骨治疗颈部会有不适感，并留电话号码便于随访。

治疗结果：1 周后电话随访，患者颈部不适和无力感有所改善，服药后血压仍然偏高，4 周后随访，颈部症状基本消失，血压服药后

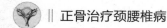

在正常值范围，2个月后，患者反馈颈部症状消失，血压平稳，不需要服药治疗。

专家点评：患者为青年女性，颈椎病史1年余，高血压症状半年余，反复更换药物治疗高血压效果不理想。查体，颈椎曲度反曲。虽然在医院治疗过颈椎病，因采取的治疗方法对颈椎生理曲度的矫正效果不好，所以效果不理想，致使颈椎病的症状时好时坏。采用竹筒疗法（即自重力曲度牵引下头颈部适当运动疗法），能够有效矫正颈椎的生理曲度，同时具有牵引、热疗、颈部锻炼的作用，所以见效快。患者的高血压症状，在颈椎病的症状消除后也随之好转，恢复正常水平。说明高血压症状是颈椎生理曲度反曲后刺激颈部交感神经，导致交感神经功能紊乱而引起的。临床对顽固难治性的高血压患者，在正规治疗高血压的同时，应该查一查颈椎的情况。看看是否由颈椎病引起的高血压症状。如果是颈椎病引起的高血压，治疗起来就相对容易多了。

知识链接：颈椎性高血压。

颈椎的异常改变是导致颈椎性高血压的重要原因，颈$_{4\sim6}$椎为主要发病部位，因颈$_4$椎体所受压力、扭力及剪力最大，颈$_{5\sim6}$活动最多，颈$_{4\sim5}$椎结构薄弱，久之，椎间盘容易突出，椎体骨质增生，使颈部的神经、血管等软组织受到刺激，牵拉或压迫，出现交感神经功能紊乱及血管痉挛。继而影响脑部血供，使脑内二氧化碳浓度增高，刺激血管运动中枢兴奋性增高，导致血压升高。

 ## 十一、正骨枕治疗颈椎病引起的上肢无力

案例

田某某，男性，62岁，云南曲靖市人，公司经理。

主诉：右上肢无力、疼痛半年。

现病史：自诉半年前无明显诱因感觉右臂、手无力伴疼痛，未检查治疗。颈部无外伤病史。

查体：颈部活动稍受限，颈 $_{5\sim7}$ 椎旁压痛，臂丛牵拉试验阴性，击顶试验阳性。右手肌力 3～4 级；右臂感觉基本正常。

X 线：颈椎退行性改变，颈椎生理曲度变直。

初步诊断：颈椎病（神经根型）。

治疗：①嘱患者尽量避免生活、工作、娱乐中的勾头习惯，减少手机、电脑使用时间，在办公桌前工作一段时间后注意有意识地头颈部活动；②选择高度和硬度合适的枕头；③使用颈腰椎正骨枕进行自我正骨治疗（自重力曲度牵引下头颈部适当运动），并留电话号码便于随访（因无辅助检查结果，试验性进行治疗）。

治疗结果：15 天后随访，右手力量有增强；1 个月随访有明显改善。3 个月后随访，右手的力量与左手无明显差别。6 个月后随访，左右臂、手功能正常。

专家点评：患者为年龄不大的老人，主要表现为右臂和右手无力无疼痛和麻木感。右臂、手无力的诱因较多，该患者未做任何检查，经试用颈腰椎正骨枕自我正骨治疗后效果良好，印证了系神经根型颈椎病引起的症状。

十二、正骨枕疗法治疗颈椎病引起的顽固性头痛

案例

李某某，女性，55 岁。昆明市五华区，医生。

主诉：反复头痛 3 年，加重 1 周。

现病史：3 年前无明显诱因出现头痛，疼痛持续时间长，曾经多

次住院治疗，使用过多种手段治疗，口服止痛药物，头部针灸、理疗、按摩，头部痛点注射等，症状时好时坏，近1周来症状加重前来笔者处就诊。

查体：颈部活动稍受限，颈$_{2\sim4}$椎旁压痛，臂丛牵拉试验阴性，击顶试验阳性。

X线：颈椎退行性改变，颈椎生理曲度变直。

初步诊断：颈椎病（神经根型），颈源性头痛。

治疗：①嘱患者尽量避免生活、工作、娱乐中的勾头习惯，减少手机、电脑使用时间，工作一段时间后注意有意识地进行头颈部活动；②选择合适的枕头；③使用颈腰椎正骨枕进行自我正骨治疗（自重力曲度牵引下头颈部适当运动），并留电话号码便于随访。

治疗结果：1周后随访，自诉头痛频率和头痛程度、时间都有改善；1个月后随访，头痛症状基本消失；3个月后随访，头痛症状消失，自我感觉睡眠也有进步，头颈部较治疗前灵活。6个月后随访，自诉头痛没有再发作。

专家点评：患者为中年女性医生，无明显诱因出现疼痛症状，查体和X线都支持颈椎病的诊断，疼痛的原因为颈源性头痛。颈源性头痛可根据神经根的不同受累部分，分为神经源性疼痛和肌源性疼痛。神经根的感觉根纤维受到刺激引起神经源性疼痛，而其腹侧运动神经根受刺激时则以肌源性疼痛为主。高位颈神经包括第1～4颈神经，与头痛关系密切。颈椎及椎间盘的退变、突出引起椎间孔的变形、狭窄，在椎间孔周围形成无菌性炎症，可造成疼痛或神经功能障碍。肌肉痉挛、肌筋膜炎症可直接刺激在软组织内穿行的神经干及神经末梢产生疼痛。长时间低头玩手机、伏案工作，肌肉持续收缩以维持姿势，使肌肉供血减少，继发肌痉挛，并使韧带、肌筋膜易发生损伤；冗长而乏味的精神活动或体力劳动，在全身各部位中最容易引起颈部

神经 – 肌肉的紧张，这些是青少年颈源性头痛的常见原因。使用颈腰椎正骨枕自我正骨治疗可以有效缓解颈部脊神经根、神经纤维受累的症状，治疗效果理想。

十三、正骨枕治疗颈椎病引起的顽固性头晕、失眠

案例

张某某，女性，72 岁。昆明市五华区人，退休公务员。

主诉：反复头晕失眠 2 年，加重 1 个月。

现病史：自诉 2 年前无明显诱因出现头晕症状，偶尔伴随恶心，后逐渐出现晚上入睡困难和早晨早醒，每天睡眠在 5 个小时左右。曾经住院治疗，治疗效果不理想，经常吃中、西药物帮助睡眠。近 1 个月来头晕症状和失眠症状加重。无特殊病史。

查体：血压 130/78 毫米汞柱，心律齐。颈部活动稍受限，颈 $_{2\sim6}$ 椎旁压痛，臂丛牵拉试验阴性，击顶试验阴性。

X 线：颈椎退行性改变，生理曲度变直，第 4 颈椎向后滑脱。

初步诊断：颈椎病（混合型）。

治疗：①嘱患者尽量避免长时间久坐；②选择高度和硬度合适的枕头；③使用颈腰椎正骨枕进行自我治疗（自重力曲度牵引下头颈部适当运动），并留电话号码便于随访。

治疗结果：1 周后电话随访，头晕症状明显减轻，睡眠无明显改善。1 个月后电话随访，头晕和睡眠症状均有明显好转，3 个月后随访头晕症状已经痊愈，失眠明显好转，每晚可以睡 6 ～ 7 小时。自诉颈部活动自如，感觉颈部有力量。

专家点评：患者为老年女性，无明显诱因出现头晕，相继出现

失眠。颈部活动稍微受限，椎旁压痛，X 线提示颈椎退行性改变，第 4 颈椎向后滑脱。血压、心率正常，考虑为椎动脉型、交感神经型混合型颈椎病引起的头晕症状，导致失眠。通过竹筒治疗效果明显印证了诊断正确。

知识链接：老年人的头晕失眠，往往被认为是动脉硬化或神经内科疾病引起的，容易误诊。患者往往会长时间、反复吃中草药治疗或用催眠药治疗。现实生活中治疗效果并不理想，给患者的身心健康造成影响。当老年人出现头晕、头痛、失眠、健忘等症状时，应该考虑检查一下颈椎，结合临床症状，一张 X 线片检查就可以确诊。在老年人中，颈椎病的发病率是非常高的。颈椎病若得不到正确治疗，药物控制失眠反而会加重头晕的症状，形成恶性循环，对老年人身体健康造成极大伤害。

十四、正骨枕疗法治疗颈椎病引起的耳鸣、听力减退

案例

李某某，男性，36 岁，家住昆明市盘龙区，人民警察。

主诉：耳鸣、听力减退 1 月余。

现病史：患者 1 个月前无明显诱因出现右耳鸣症状伴听力减退，耳鸣似微弱蝉鸣，时轻时重，严重时影响睡眠。曾经住院按神经性耳鸣输液治疗，也曾到正骨门诊治疗，效果不理想。

查体：血压 116/76 毫米汞柱，颈 $_{3\sim5}$ 椎旁压痛明显。臂丛牵拉试验阴性，击顶试验阴性。

X 线：颈椎退行性改变，生理曲度变直。

初步诊断：颈椎病（混合型）。

治疗：①嘱患者尽量避免生活、工作、娱乐中的勾头习惯，减少电脑、手机使用时间；②选择高度和硬度合适的枕头；③使用颈腰椎正骨枕进行自我治疗（自重力曲度牵引下头颈部适当运动），并留电话号码便于随访。

治疗结果：2 周后随访，患者症状明显减轻，只是偶尔有耳鸣；4 周后随访，耳鸣和听力基本恢复正常；3 个月后随访，患者已经恢复正常。

专家点评：患者为青年男性，无诱因突发耳鸣伴听力减退，经医院按神经性耳鸣治疗效果不佳。此患者的症状首先会考虑到神经性的原因，但是，当按神经性耳鸣治疗一段时间效果不明显时经验丰富的医生可能会考虑到由颈椎病引起的。其病因主要是颈椎曲度改变，下部颈椎不稳。椎体螺旋式移位可直接刺激、牵拉或压迫交感神经纤维，当椎间盘突出、钩椎关节增生等颈椎病影响颈段硬脊膜、后纵韧带、小关节、颈神经根和椎动脉等组织时，可反射性刺激或压迫交感神经而引起症状。此患者经正骨枕疗法治疗后见效快，症状消除印证了颈椎病的诊断。

 十五、正骨枕疗法治疗颈椎病引起的肩周炎

案例

张某某，男性，63 岁，家住昆明市西山区，退休军人。

主诉：左肩疼痛不适活动障碍 3 个月余。

现病史：患者 3 个月前无明显诱因出现左肩部疼痛不适感，症状逐渐加重，抬左臂时疼痛明显加重，左肩部怕冷，偶伴有颈部不适感，曾经住院治疗。采取多种措施治疗效果均不佳。骨科门诊诊断为肩周炎。

查体：左上肢不能做梳头动作，颈$_{3~5}$椎旁压痛明显，颈$_{3~6}$椎棘突上压痛，左肩部压痛明显。臂丛牵拉试验阳性，击顶试验阴性。

MRI：颈椎退行性改变，颈$_{3~5}$椎间盘中央型突出，颈$_{5~6}$中央偏左突出。

初步诊断：颈椎病（神经根型）。

治疗：①嘱患者尽量避免长时间久坐；②选择高度和硬度合适的枕头；③使用颈腰椎正骨枕进行自我治疗（自重力曲度牵引下头颈部适当运动），并留电话便于随访。

治疗结果：2周后随访，肩部疼痛症状明显减轻，左上肢梳头动作有改善，嘱其继续坚持治疗，加强颈部自主运动训练时间和颈部运动完毕后的持续牵引时间。每天治疗 2 ～ 3 次。一个半月后随访临床症状消失。

专家点评：患者为年轻的老人，颈肩部疼痛不适，肩关节活动受限，可以考虑为肩周炎。但是按肩周炎进行治疗效果不明显，应该考虑是否由颈椎病引起的肩部症状。本例患者，按颈椎病进行自我治疗效果明显，1 个月左右治愈。如果患者继续按肩周炎治疗，治疗效果不会很好，往往会延误颈椎病的治疗。应该引起患者和医生的注意。

十六、正骨枕治疗颈椎病引起的痛经

案例

王某某，女性，21 岁，家住昆明市呈贡区，大学生。

主诉：反复颈肩部疼痛半年左上肢麻木 1 周。

现病史：患者 2 年前出现月经期腹部胀痛，曾经到医院诊治，医院诊断为原发性痛经。近半年来经常出现颈部、肩部疼痛，有时感觉颈部无力。1 周前感觉左上肢麻木。曾经推拿、按摩等治疗，效果不理想。有月经周期性下腹部胀痛 2 年。

查体：颈 $_{3\sim6}$ 椎旁压痛明显，臂丛牵拉试验阴性，击顶试验阴性。用力向左旋转颈部时左手麻木感加重。

X 线：颈椎生理曲度变直。

初步诊断：①颈椎病（神经根型）；②原发性痛经。

治疗：①嘱患者尽量避免学习、生活、娱乐中的勾头习惯，减少手机、电脑使用时间；②选择高度和硬度合适的枕头；③使用颈腰椎正骨枕进行自我治疗（自重力曲度牵引下适当头颈部运动），并留电话便于随访。

治疗结果：1 个月后随访，患者颈肩部疼痛消失；左上肢麻木消失。半年后随访患者自诉痛经症状明显减轻。6 个月后随访，颈部和上肢无不适，月经周期性下腹部胀痛消失。9 个月随访月经周期性下腹部胀痛无复发。

专家点评：患者为年轻女性学生，学习或生活中使用手机、电脑等因素导致颈椎生理曲度明显变直。有 2 年痛经病史。根据反复颈肩部疼痛半年左上肢麻木 1 周的症状和 X 线检查结果，颈椎病诊断明确。通过竹筒疗法自我治疗，颈部症状和上肢麻木很快消失。6 个月随访时患者自诉月经周期性下腹部胀痛消失，9 个月后痛经症状无复发。由此考虑患者的月经周期性下腹部胀痛并非是原发性痛经，很有可能是颈椎病引起的痛经症状。尽管月经周期性下腹部胀痛症状出现在先，患者的颈椎生理曲度改变不是短时间形成的，有可能痛经的症状是颈椎病首先表现出来的症状。神经根型－痛经型颈椎病有临床报道。

十七、正骨枕治疗颈椎病引起的视力模糊

案例

何某某，男性，17 岁，家住昆明市五华区，高中生。

主诉：颈部疼痛无力伴头晕一过性视物不清 1 个月、加重 1 周。

现病史：患者近 1 个多月来感觉颈部疼痛、无力，时有头晕视力模糊等症状，自己认为是由于学习紧张引起的，没有引起重视，1 周来有加重情况前来就诊。平时喜欢用手机玩游戏，颈部无外伤史。

查体：血压 110/70 毫米汞柱，颈 $_{3\sim6}$ 椎旁压痛明显，臂丛牵拉试验阴性，击顶试验阴性。视力左眼 0.5，右眼 0.7。

X 线：颈椎生理曲度变直。

初步诊断：颈椎病（颈型与交感型混合）。

治疗：①嘱患者尽量避免学习、生活、娱乐中的勾头习惯，减少手机、电脑使用时间；②选择高度和硬度合适的枕头；③注意用眼卫生；④使用颈腰椎正骨枕进行自我治疗（自重力曲度牵引下适当运动）。每天必须要坚持进行两次治疗，并留电话号码便于随访。

治疗结果：1 周后电话随访，患者颈部疼痛、无力症状消失，仍然有头晕症状和视物模糊。嘱其继续自我进行竹筒疗法治疗，加强治疗力度和适当延长治疗时间。1 个月后随访，头晕症状消失，视力模糊有明显好转，嘱其进行视力检查。两个月后反馈视力恢复到左眼 0.9，右眼 1.0。而且自我感觉颈部有力，活动灵活。

专家点评：患者为年轻学生，户外活动少，学习紧张，经常使用手机玩游戏，不注意颈部保健，很容易患颈椎病。该患者以颈部不适、头晕、视物模糊、视力减退为主要临床表现，经用竹筒疗法自我治疗效果好，症状消除快。医学上对颈椎原因造成的近视称为"颈性屈光不正"。多数是因为颈椎病导致交感神经功能紊乱引起椎 – 基底动脉系统或颈内动脉血管痉挛出现缺血症状，在临床上交感神经受刺激出现的症状与椎 – 基底动脉缺血的表现往往同时存在。临床上对于年轻的近视、远视、散光等患者，尤其伴颈部不适、头晕等症状者，不应忽略对颈椎病的考虑和治疗。如果确系颈椎原因造成的"颈性屈光不正"，经用颈腰椎正骨枕疗法自我治疗后，会有出乎意料的疗效。

十八、正骨枕疗法治疗颈椎病引起的心绞痛

案例

郑某某，女性，52 岁。家住昆明市西山区，教师。

主诉：发作性胸闷、心前区疼痛 1 年，加重 1 周伴颈部疼痛。

现病史：患者 1 年前无明显诱因出现发作性胸闷、心前区疼痛，交替出现，有时胸闷、心前区疼痛同时发生，发作时无放射痛。偶有颈部不适症状。曾住院治疗经含服"速效救心丸""硝酸甘油片"等，效果不理想。医院诊断为不稳定型心绞痛。反复服用中、西药物治疗，近 1 周来症状加重。经人介绍治疗颈椎病就诊。

查体：血压 130/76 毫米汞柱，颈 $_{4\sim5}$ 椎旁压痛明显，颈部活动轻度受限。臂丛牵拉试验阴性，击顶试验阴性。

X 线：颈椎生理曲度变直。

心电图：Ⅱ、Ⅲ、AVF 导联 ST 段下移 ≤ 0.05mV。

初步诊断：颈椎病（交感神经型）。

治疗：①嘱患者尽量避免生活、工作、娱乐中的勾头习惯，减少电脑、手机使用时间；②选择高度和硬度合适的枕头；③使用颈腰椎正骨枕进行自我治疗（自重力曲度牵引下头颈部运动疗法）；④治

疗期间如果胸闷、心前区疼痛发作，应含服硝酸甘油片治疗，并留电话号码便于随访。

治疗结果：治疗 2 周后随访，自诉颈部疼痛消失，自我感觉颈部活动灵活有力，胸闷、心前区疼痛发作次数减少，而且疼痛程度减轻。1 个月后随访，颈部无不适，胸闷、心前区疼痛发作消失。3 个月后随访，原有症状无复发。经心电图检查显示结果为正常心电图。

专家点评：患者为中年女性教师，平时户外活动少，使用电脑、手机较多，属于颈椎病易患人群。发作性胸闷、心前区疼痛 1 年多，医院冠心病、心绞痛的诊断基本成立。但是通过对颈椎病的自我治疗后胸闷、心绞痛的症状消失，反而说明医院对心绞痛的诊断是误诊，经心电图复查也显示为正常心电图。此例提醒临床医生应注意颈椎病临床表现的多样性，避免误诊情况发生。

知识链接：颈性心绞痛的临床症状，实际上是交感型颈椎病的临床表现，引起颈性心绞痛的颈椎病主要是由于颈椎间盘突出症、局部骨赘、椎间关节的移位（尤其是旋转移位）、颈椎曲度改变、椎间管狭窄等病变使颈$_{4\sim8}$脊神经受压或交感神经节受颈椎病变刺激而导致心脏症状，如心慌、胸闷、心前区疼痛等。当左侧颈$_6\sim$胸$_1$脊神经后根或颈$_8\sim$胸$_1$的胸前神经内侧支和颈$_{6\sim7}$的胸前神经外侧支受损或颈$_{6\sim7}$椎体病变使前斜角肌痉挛并激惹臂丛神经或刺激压迫副神经外支、脊神经后支通过体－交感神经反射引起肋间肌痉挛均可出现类似心绞痛症状。另外，病变部位压迫颈髓或颈髓血管引起侧角内交感神经细胞功能障碍或椎－基底动脉供血不足使延髓内的心血管调节中枢缺血。或颈交感神经节前纤维在椎管通道中受压均可导致颈交感神经综合征，从而导致对冠状动脉产生反射性影响，使冠状动脉供血障碍并出现心绞痛。由于医生对颈性心绞痛的临床特点认识不足，尤其是中老年人出现胸闷、胸痛症状，并有轻度心电图 ST 段改变，临床医生首先考虑到的是冠心病心绞痛，虽用硝酸酯类药物治疗无效，也忽略了颈椎病的检查及诊断。冠状动脉造影是诊断冠心病的金标准。有条件者尽可能用冠状动脉造影来进行鉴别诊断。

近年来，年轻白领在睡眠中猝死的病例时有发生，令人扼腕叹息。这些年轻的白领，基本上都是办公室久坐、户外活动少、经常加班熬夜的颈椎病易患人群，即使有了颈椎病的症状，也因为患者的工作繁忙或警惕性不高，认识不到颈椎病的严重后果，没有及时诊断治疗，从而发展到颈椎性冠心病、心绞痛，加之有基础性疾病或枕头的不合适、错误睡眠姿势等的影响，造成患者心肌梗死、猝死。此种类型的颈椎病危害最大，也是年轻人的"头号生命杀手"。

十九、正骨枕疗法治疗颈椎病引起的慢性胃炎

案例

胡某某，男性，42 岁，家住昆明市官渡区，公务员。

主诉：左手指麻木伴 3 个月伴颈部酸痛、无力 1 周。

现病史：3 个月前无明显诱因开始出现左手中指麻木，逐渐发展至示指、拇指麻木，近 1 周症状加重伴颈部酸痛无力感。3 年前出现上腹部饱胀、疼痛症状，经胃镜检查诊断为慢性胃炎。经服用各种药物治疗症状时好时坏。

查体：头部活动正常，颈 $_{4\sim6}$ 椎旁压痛明显，臂丛牵拉试验阴性，击顶试验阳性。

X 线：颈椎生理曲度变直。

初步诊断：颈椎病（神经根型、交感型混合）。

治疗：①嘱患者尽量避免生活、工作、娱乐中的勾头习惯，减

少电脑、手机使用时间；②选择高度和硬度合适的枕头；③使用颈腰椎正骨枕进行自我治疗（自重力曲度牵引下头颈部运动疗法）；④根据胃病情况需要适当服用药物治疗。

治疗结果：2 周后电话随访，患者诉左手指麻木症状消失，颈部酸痛症状消失。1 个月后电话随访，自诉左手和颈部症状无复发。而且胃部饱胀、疼痛感明显减轻，完全可以不用药物。

专家点评：患者青年男性，经常使用手机、电脑、驾车，属于颈椎病易患人群，临床症状和颈椎 X 线片支持神经根型颈椎病的诊断。患者胃部饱胀、疼痛症状先发现，经对颈椎病进行竹筒治疗后效果比较满意，同时胃部症状消失。考虑为胃部的饱胀、疼痛感为交感神经型颈椎病引起。

知识链接：目前，颈椎病不仅发病率高、年轻化趋势明显，而且临床表现多种多样，可以说是百病之根、万症之源，给广大患者的健康带来了严重的影响，也给医生对各种疾病的诊断带来困难。因此，普通人群也要提高对颈椎病的防治意识，加强对颈椎病的预防，防止自己患颈椎病。医务工作者更应该加强对颈椎病的鉴别诊断能力，防止漏诊、误诊，避免给患者造成不必要的损失。

 ## 二十、正骨枕疗法治疗颈椎病引起的性功能障碍

案例

杨某某，男性，48 岁。家住昆明市呈贡区，公务员。

主诉：头晕、失眠、健忘 1 半年余，颈部疼痛不适 1 周。

现病史：患者 1 年前无明显诱因出现头晕、失眠、健忘等症状，每晚只能入睡 4～5 小时。半年来有勃起障碍、勃起不坚，以至于

不能进行正常的性生活。曾经服壮阳药、做按摩及针灸等治疗。近1周来感颈部酸痛、无力不适，经人介绍前来就诊。无特殊病史。

查体：颈$_{4\sim7}$椎旁压痛明显，臂丛牵拉试验阴性，击顶试验阴性。

X线：颈椎生理曲度轻度反曲，第4颈椎向后滑脱。

B超显示：前列腺大小正常。肝、肾大小、形态正常。

血生化显示：肝、肾功能正常，血糖、血脂正常。

尿常规：正常。

初步诊断：①颈椎病（交感神经型混合椎动脉型）；②阳痿。

治疗：①嘱患者尽量避免生活、工作、娱乐中的勾头习惯，减少电脑、手机使用时间；②选择高度和硬度合适的枕头；③使用颈腰椎正骨枕进行（自重力曲度牵引下头颈部运动疗法）自我治疗；④适当服用施尔康、甲钴胺等口服药物治疗。

治疗结果：2周后电话随访，患者诉颈部疼痛、无力症状消失，头晕、失眠症状有所改善。1个月后随访，头晕好转，睡眠每晚可以睡6小时左右，嘱其继续使用竹筒自我治疗。3个月后随访，头晕症状消失，每晚可以入睡6～7小时。记忆力有改善，勃起功能有明显好转。嘱其继续使用颈腰椎正骨枕自我治疗。半年后随访，患者头晕、失眠、健忘、颈部疼痛无复发，性生活趋于正常。

专家点评：患者为中年男性，头晕、失眠、健忘、颈部疼痛均为颈椎病常见症状，结合颈椎X线检查结果颈椎病诊断明确。勃起障碍相继于其他颈椎病症状之后出现，很可能由颈椎的原因引起。经使用颈腰椎正骨枕疗法治疗颈椎病，效果良好，症状消除快，勃起障碍也随之减轻直至消失，说明勃起障碍系颈椎病的一种临床症状。

知识链接：颈椎性阳痿又称勃起功能障碍，是指在有性欲要求时，阴茎不能勃起或勃起不坚，或者虽然有勃起且有一定程度的硬度，但不能保持足够的性交时间，因而妨碍性交或不能完成性交，属于男科疾病范畴。颈椎病可以造成高级神经及神经中枢的功能失调，使内分泌紊乱，抑制垂体促性腺激素分泌从而影响性功能。颈椎病也可以刺激和压迫交感神经及椎动脉，反射性地使大脑皮质中枢受到抑制，影响阴茎勃起功能。颈椎病不仅可以影响勃起障碍，女性患者可以出现月经不调、不孕等病症，还可以影响到垂体、肾上腺、甲状腺功能失调，临床上出现一系列的表现。对于颈椎病引起的性功能障碍或内分泌失调来说，如果一味用药物治疗很难奏效。只有解决了颈椎的生理曲度改变，解除神经、血管、压迫刺激等病理改变，才有可能从根本上解决问题。

 ## 二十一、正骨枕疗法治疗颈椎病引起的低血压头晕

案例

杨某某，女性，44 岁，家住昆明市西山区，工人。

主诉：头晕 1 周，服用敏使朗后缓解。

现病史：患者既往有颈椎病病史，推拿治疗 2 天，每次治疗后，头晕症状明显缓解。近 1 个多月来感觉颈部疼痛、无力，时有头晕、视物模糊等症状，自己认为由于低血压引起，没有引起重视，1 周来有加重情况前来就诊。颈部无外伤史。

查体：血压 90/60 毫米汞柱，颈项两侧轻压痛，无放射痛，颈椎旋转试验阴性，臂丛牵拉试验阴性，叩顶试验阴性，四肢肌力、肌张力无改变。

TCD 检查显示：①颅内外动脉轻度粥样硬化；②左椎动脉、右后动脉供血不足；③右侧颅外动脉颈部、颈内动脉颅内段动脉血流速度减慢，供血不足。

DWI 检查显示：脑内未见明显弥散受限信号，双额叶白质少许缺血灶，脑 MRA 未见明显异常。

初步诊断：颈椎病（交感神经型）。

治疗：①嘱患者尽量避免生活、工作、娱乐中的勾头习惯，减少电脑、手机使用时间；②选择高度和硬度合适的枕头；③使用正骨枕进行自我治疗（自重力曲度牵引下头颈部运动疗法）；④适当服用多种维生素胶囊、甲钴胺等口服药物治疗。

治疗结果：3 天后电话随访，患者使用正骨枕后血压比使用前明显升高，仍然有头晕症状和视物模糊症状。嘱其继续自我进行竹筒疗法治疗，加强治疗力度和适当延长治疗时间。1 个月后随访，头晕症状消失，视物模糊有明显好转，嘱其进行视力检查。

专家点评：颈椎病除了眩晕症状和 X 线表现外，大多有颈背部酸痛不适，并伴有压痛及放射痛，颈椎活动受限。其中，椎动脉型颈椎病眩晕症状尤其明显，主要是一过性眩晕，大多在颈椎旋转时诱发，与脑梗死持续性眩晕不同。再结合颈椎旋转试验、臂丛牵拉试验、叩顶试验等一系列颈椎病特殊检查，以及 CT、MRI 检查，可以确诊。另外，颈椎病患者通过改变不良的工作生活习惯，再配以正确治疗，症状基本上都能得到很快缓解。

知识链接：颈椎病引起血压异常的机制主要是将其归属于交感型颈椎病，认为可能与交感神经、椎动脉及血管舒缩中枢等有关，颈椎的解剖移位是原始动因，颈椎的解剖移位导致了血压的异常，相应的上段颈椎病变易导致高血压，下段颈椎病变易导致低血压，而血压的异常又反过来促进和加速了颈椎异常的发生。颈椎性低血压的报道较少，但仍应引起重视。

二十二、正骨枕治疗腰椎管狭窄引起的腰腿部疼痛伴行走困难

案例

张某某，女性，59 岁。昆明市人，退休教师。

主诉：腰腿疼痛走路 100 米左右需要蹲下休息。

现病史：患者近 2 年来因椎管狭窄反复住院治疗，治疗效果不明显，中西医结合治疗、理疗等均不理想。近半个月来症状加重，经朋友推荐联系使用正骨枕治疗。腰腿部无外伤史。

查体：一般情况良好，血压正常，直腿抬高试验阴性。腰部无明显压痛。无辅助检查。

初步诊断：椎管狭窄。

治疗：使用颈腰椎正骨枕进行自我治疗，嘱其睡硬板床，按照颈腰椎正骨枕使用说明书循序渐进，进行自我治疗。同时进行腰椎部锻炼（图 4-15）。

治疗结果：2 周后随访，患者反馈有一定的效果，坚持使用正骨枕自我治疗。半年后患者家属反馈信息已经痊愈（见以下患者家属与笔者的随访对话录）。

患者女儿：甘医生（笔者）您好！

我母亲使用竹筒治疗腰腿痛大半年后，腰腿痛逐渐消失好转，她认为这样不打针不吃药的方法真的是太好了。真心地感谢您甘医生。

甘医生（笔者）：不客气！只要老人健康幸福就是我们做医生的心愿！通过了解疗效，以便我们继续推广此方法，让更多的患者受益。

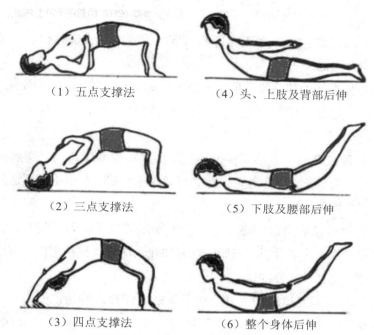

（1）五点支撑法　　　　　（4）头、上肢及背部后伸

（2）三点支撑法　　　　　（5）下肢及腰部后伸

（3）四点支撑法　　　　　（6）整个身体后伸

图 4-15　腰椎部锻炼法

专家点评：腰椎管狭窄症是一种退行性病变，保守治疗的机制在于减轻炎症、改善神经水肿，但保守治疗有其局限性，它无法解决狭窄和压迫的问题，所以造成神经炎症、缺血的因素会长期存在，症状改善后可以反复发作，并且随着年龄的增长，狭窄和压迫还会逐渐加重，保守治疗实际上是人体代偿能力的体现。

轻中度的腰椎管狭窄适合非手术治疗，常见治疗措施有以下几种：

1. 卧床休息　卧床可改善局部静脉回流，使无菌性炎症反应消退，椎管内压力降低，加上腰背肌放松。一般卧床 2 周主观症状即会减轻。

2. 消炎止痛药物和活血化瘀的中药治疗　非甾体消炎镇痛药可

减轻炎症、缓解疼痛症状，一些活血化瘀中药也可减轻患者临床症状。

3. **降钙素治疗**　老年患者降钙素可治疗腰椎骨质疏松，对腰椎狭窄也有一定疗效。

4. **推拿按摩与理疗**　推拿按摩可加快血液循环，减少肌肉痉挛，但手法一定要轻柔。物理治疗可消除局部炎症，解除肌肉痉挛，缓解症状。

5. **骨盆牵引**　可拉开腰椎小关节节间和椎间距离，以缓解受压的神经，减轻充血、水肿，以达到缓解临床症状。若牵引后不适感加重，宜立即停止。

6. **脊柱核心肌群锻炼**　脊柱的不稳定与腰背肌力、腹肌、骨质疏松程度有关，腰背肌、腹肌锻炼目的在于加强腰椎稳定性，有助于减缓脊柱退行性病变的速度。

7. **腰带或支具保护**　目的在于帮助加强脊柱的稳定性，对滑脱继发椎管狭窄等效果较好，使用后症状能迅速改善，但不宜长期使用，长期依赖支具可促使腰肌萎缩。

8. **腰椎管内硬膜外注射皮质激素**　适合其他保守治疗效果不佳、中度椎管狭窄的病例，它可在一定程度上减轻受压神经根的水肿、炎症，从而部分缓解临床症状，但不能从根本上消除引起症状的原因，而且骶骨内封闭要求严格无菌操作，否则易引起椎管内感染的严重并发症，造成不良后果。

不是每一位患者都需要做上述全部治疗方案，其中第 1、第 2、第 6 项是比较基础的部分，其他则需要根据患者的病情选择合适的手段。急性发作期以休息、对症治疗为主，缓解期则需要加强锻炼。

二十三、正骨枕治疗腰椎间盘突出症引起的小腿麻木

案例

张某某，男性，48 岁，大连市人，自由职业者。

主诉：左小腿外侧麻木感 2 周。

现病史：患者 2 周前无明显诱因出现左小腿外侧麻木感，无其他不适，未进行任何治疗。腰腿部无外伤史。

查体：一般情况好，左腿抬高试验阴性。

腰部 CT 检查显示：腰$_5$～骶$_1$椎间盘膨出。

初步诊断：腰椎间盘突出症（腰椎间盘膨出型）。

治疗：①嘱咐患者避免久坐；②避免长时间驾车；③使用颈腰椎正骨枕对腰部进行自我正骨治疗。

治疗结果：1 周后随访，自诉使用颈腰椎正骨枕在腰部自我治疗两次后左小腿麻木症状消失。半年后随访无复发，1 年、2 年、5 年后随访无复发。

 ## 二十四、正骨枕治疗腰部扭伤疼痛

案例

张某，女性，40 岁。昆明市人，企业干部。

主诉：腰部不慎扭伤疼痛 3 天。

现病史：患者 3 天前不慎扭伤腰部，经医院检查治疗后疼痛无明显缓解，朋友介绍前来就诊。

查体：一般情况好，左侧腰部压痛明显。

辅助检查：CT 检查无明显异常。

初步诊断：腰部扭伤。

治疗：①嘱咐患者避免久坐，适当休息；②近期睡硬板床；③使用颈腰椎正骨枕对腰部进行自我治疗。

治疗结果：3 天后随访，患者表示效果很好，症状完全消失，并认为竹筒疗法简便实用，效果明显。

 二十五、正骨枕治疗颈椎病合并腰椎间盘突出症引起的颈部疼痛、双上肢麻木伴腰痛双腿麻木无力

案例

杨某，男性，34 岁，昆明市人，从事科研工作。

主诉：颈部、腰部疼痛不适，双上下肢麻木无力加重 1 个月余。

现病史：自诉颈腰部疼痛不适两三年，伴双上下肢麻木无力，曾在昆明市几家大医院进行检查治疗，效果不佳，反而出现颈部活动受限，随即到广州大医院进行治疗，经治疗后患者颈部活动受限得到缓解，但颈腰部疼痛和肢体麻木症状无明显好转。自己在网上搜寻治疗方法，几经周折联系到笔者寻求治疗。

查体：一般情况良好，颈部活动稍受限，腰部压痛明显，双上肢下肢活动正常，肌力稍差一点。扣头、牵拉试验阳性。直腿抬高试验阴性。

磁共振成像 CT 均显示：颈椎 $_{4\sim5}$，颈 $_{5\sim6}$，颈 $_{6\sim7}$ 椎间盘突出。腰椎 $_{4\sim5}$，腰 $_5$ ～骶 $_1$ 椎间盘突出。

初步诊断：颈椎病（神经根型颈椎病），腰椎间盘突出症。

治疗：①嘱咐患者避免久坐；②睡硬板床；③使用颈腰椎正骨

枕对颈部、腰部同时进行自我治疗（图 4-16）。

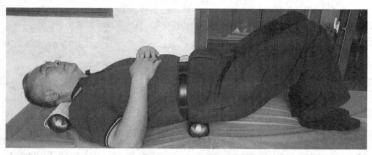

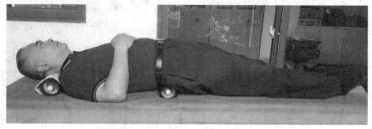

图 4-16　颈腰椎同时治疗

治疗效果：1 周、1 个月后随访，见医患交流对话录。

杨某（患者）：谢谢甘医生的回访。腿可以弯曲伸展了，几乎不痛了，手感觉好了八九十，双侧食指力量减弱感还有。

甘医生：不要着急，坚持治疗会痊愈的。请问对竹筒疗法的效果认可吗？

杨某（患者）：竹筒疗法安全有效，关键是病人可以自己掌控，增强了我战胜病痛的信心。这个方法棒！

 二十六、对部分患者回访微信录

随着微信的普及，对患者的随访也越来越方便，选取部分代表性的随访实录，供大家参考，有医生的询问与回答，也有患者自诉使用颈腰椎正骨枕的基本情况。

患者张某

男，55 岁，公司总经理。

病史：2005 年头晕、头痛、耳鸣，颈部有酸胀感，手指有麻木的感觉。

诊断：经 MRI 扫描，颈椎 2 ～ 7 椎间盘突出 5 ～ 7 毫米。

治疗：到北京等多家医院就诊，效果不明显，担心手术风险太高，建议保守治疗。十多年来曾用牵引、针灸、消融冲击疗法、中药外敷等各种治疗手法，都没有较好的效果。2006 年经人介绍甘医生的竹筒疗法，经过一星期的连续治疗后，头晕、头痛、颈部酸胀痛的症状明显减轻，连续使用竹筒治疗 6 个月后，症状基本上消失。

解析：大道至简，小小竹筒疗法，治好了患者十几年的颈椎病，解除了困扰患者十几年来的痛苦。

患者王某

女，55 岁，机关干部。

病史：2010 年因活动不慎，患椎间盘突出症，经过多方治疗没有明显的好转。

治疗：2016 年经朋友推荐使用甘医生的竹筒疗法，经过一个星期的连续使用，原来的疼痛症状明显减轻了，连续使用半年后，腰椎间盘突出症的症状基本消失。

解析：简单实用的竹筒疗法使困扰患者多年的病痛消失，只有适合的才是最管用的。

患者刘某

男，42 岁，公司职员。

患者陈述：平时总感觉头晕昏沉沉的，就像酒喝多了那种感觉，有时头向后转就特别晕，并伴有恶心想呕吐的感觉。

检查诊断：到医院做脑电图检查、颈部 X 线检查，最终发现是颈椎的问题。

治疗：曾服用了各种治疗颈椎病的药物，效果都不是很明显。后经人介绍使用了甘医生的颈康枕，用了大概 2 个月余，现在感觉头不晕，脖子转向正常了。

解析：物理疗法的竹筒枕，对恢复颈部曲度是非常有效的，只要坚持就能很快康复。

二十七、正骨枕治疗复杂颈椎病连续微信随访 4 年

案例

王某某，男性，34 岁，浙江宁波人。

主诉：头晕、耳鸣、左手麻木、有颈肩部疼痛 1 年余加重 1 个月。

现病史：由于长时间从事办公室工作，几年前就有颈部不适，逐渐症状加重，相继出现头晕、双耳耳鸣，右颈肩部疼痛，左侧环指小指麻木等症状，经当地医院治疗效果欠佳。

辅助检查：见颈椎 X 线片（图 4-17）。

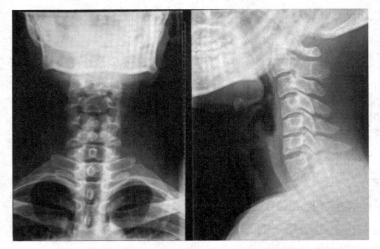

图 4-17　X 线片颈椎 $_{3\sim7}$ 曲度反向弯曲（2016 年 2 月 20 日）

初步诊断：颈椎病（混合型）。

治疗：患者于 2016 年 3 月 10 日开始使用颈腰椎正骨枕（竹筒枕）治疗。

使用 20 天后效果明显，嘱咐患者继续治疗。

以下是微信随访实录。

患者王某：甘医生您好！我 3 月 10 日开始使用竹筒治疗颈椎病，至今有 20 天吧，头还是有些晕，血压正常了。

甘医生：既然血压正常，就可能与颈椎有关系，但也不是绝对的。

患者王某：我的颈椎经医院检查，显示变形明显。

甘医生：是吧。颈椎病康复是比较缓慢的过程，使用竹筒治疗效果明显，就应坚持。

患者王某：坚持使用竹筒治疗一段时间，颈椎痛症状缓解明显。

甘医生：请继续坚持，如若不适，可在竹筒上垫上厚一点的毛巾。

患者王某：好的。谢谢您。

2016 年 4 月 15 日与患者沟通的情况，治疗 1 个月，效果非常好。

患者王某：甘医生您好！做了 MRI 检查，显示颈椎有明显的好转。现在头晕、手指麻的症状已基本上没有了。

甘医生：好的。为了巩固治疗效果，竹筒疗法至少还得坚持半年，这样才能保证你的颈椎曲度恢复稳定。

患者王某：好的。非常感谢您！

甘医生：希望你早日康复。

2016 年 4 月 23 日与患者王某沟通基本治愈，称赞颈腰椎正骨枕（竹筒枕）是真心救人。

图 4-18 为 2016 年 7 月 29 日复查颈椎 X 线片，与图 4-17 为（2016 年 2 月 20 日）比较颈椎生理曲度得到明显改善。

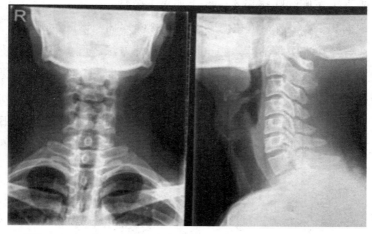

图 4-18　X 线显示颈椎生理曲度改善（2016 年 7 月 29 日）

专家点评：此患者为年轻男性，病因是低头、久坐。发病时间长，症状复杂。正骨治疗见效快，彻底治愈是一个漫长的过程。因为一边在治疗，每天还在使用手机、电脑，改变不了低头的习惯。想彻底告别颈椎病是很难的。在治疗经历中，有一部分患者使用颈腰椎正骨枕会有依赖性，出差在外也要带上正骨枕，便于随时随地使用治疗与预防。劳累一天，晚上用正骨枕锻炼一下颈部、腰部，有时感觉是一种享受。如果脱离了颈腰椎正骨枕对颈腰椎的保养维护，患者可能会在预防治疗方面走弯路，浪费人力、财力。

 ## 二十八、正骨枕治疗腰椎间盘突出症并椎管狭窄2天随访

案例

李某，男性，32岁。云南大理某部，军人。

主诉：左侧腰腿疼痛4～5年加重1个月。

现病史：4年前不慎扭伤腰部引起腰腿疼痛，诊断为腰椎间盘突出症，曾经在大医院治疗，尝试过多种治疗方法。近1年来出现腰腿疼痛加重，尤其走路腿部疼痛加重1个月。经朋友介绍来寻求颈腰椎正骨枕治疗。

查体：一般情况良好，左侧腰部压痛明显，左腿直腿抬高试验阳性。

辅助检查：见图4-20。

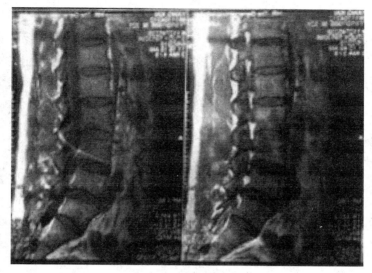

图 4-20　CT 显示腰椎生理曲度变直

CT 检查报告：腰骶椎变异，腰 $_{4/5}$ 椎间盘中央型突出并继发相应平面椎管狭窄。腰椎生理曲度变直。

诊断：腰椎间盘突出症合并椎管狭窄。

治疗：①适当加强腰部肌肉锻炼；②避免久坐，睡硬板床；③建议使用颈腰椎正骨枕自我进行颈、腰椎同时治疗。

治疗效果：2 天后随访，见微信实录。

甘医生：使用竹筒治疗感觉怎么样？

患者李某：甘医生您好！使用 2 天后感觉疼痛减轻了很多，走路也感觉没有之前那么痛了。

甘医生：要坚持使用，有什么问题多沟通。

患者李某：好的，谢谢甘医生。

专家点评：患者为年轻军人，患病时间长，在大医院尝试过多种治疗方法，效果欠佳。甚至有医生建议手术治疗。目前各医疗机构采取的治疗方法，针对腰椎正骨的方法欠缺，对颈腰椎正骨的认识不够、重视不够。腰椎间盘突出症导致的腰椎生理曲度改变，以及椎间盘髓核突出压迫神经根产生的症状，靠一般的理疗及手法是很难解决问题的。此患者使用颈腰椎正骨枕自我治疗2天明显见效，得益于正骨枕对腰椎运动节段的各种组织进行和谐性的调整，使移位的筋骨、关节复原解剖或代偿位置、恢复生物力学的动态平衡和生理功能，改善了临床症状。仅仅使用颈腰椎正骨枕治疗2天的时间，取得了以前反复、多种治疗方法所没有达到的效果，相信此患者继续坚持自我治疗，一定会收到更满意的疗效。

经过微信沟通回访得知，患者李某经过半个多月的自我竹筒治疗，腰椎痛症状大为缓解，基本上都不服药物止痛了。

二十九、正骨枕治疗手术后效果不理想的颈椎病

张某某，女56岁，云南省大理州人，自由职业者。

主诉：颈椎病手术后一月余，双上肢疼痛麻木颤抖加重一周。

现病史：自诉无明显诱因于三个月前出现左臂肩胛疼痛，双手疼痛颤抖麻木，左手为重，经在当地进行治疗，效果不好。后到省城医院进行手术治疗后有所缓解，近一周疼痛麻木加重，自感痛不欲生，疼痛症状超过术前，经人介绍前来就医。

查体：颈软、压顶征、引颈征阴性，双侧椎间孔挤压试验阴性，双侧臂丛牵拉试验阴性，颈椎棘突间压痛、双侧椎旁压痛、双侧枕大、枕小神经无压痛，左侧斜方肌、菱形肌、大小圆肌、岗上下肌群压痛；双侧上肢搭肩、摸背、摸耳试验阴性，双上肢无红肿、肌力正常。

辅助检查：如下图X线检查显示颈椎生理曲度基本正常，颈椎

退行性改变。手术后可见内固定。

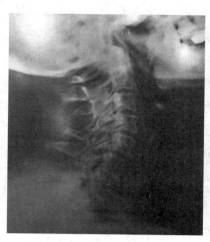

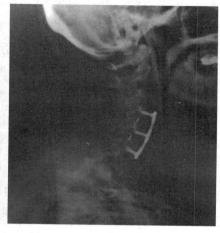

手术前　　　　　　　　　　　　手术后

诊断：①神经根型颈椎病。②肌筋膜炎。③颈椎间盘髓核摘除内固定术后。

治疗：嘱患者注意加强休息，给患者示范正骨枕使用方法，避免头颈部大幅度运动，使用正骨枕对颈部进行持续曲度自重力牵引，循序渐进，使用正骨枕的时间逐渐延长，出现颈部不适及时停止治疗，并及时和医生取得联系。

治疗效果：五天后微信随访，患者反馈双上肢疼痛治疗效果非常好，疼痛大大的减低。一个月后随访，患者疼痛基本消失，双手有轻微颤抖，患者的精神、情绪非常好。对正骨疗法非常肯定，积极和朋友、病友宣传推荐。

专家点评：患者神经根型颈椎病，经过颈椎髓核摘除内固定术后，症状短时间内有缓解，之后复发，症状加重，说明手术没有解决神经根部刺激的根本问题。经过正骨枕短时间的治疗后，症状基本消失，主要治疗作用体现在正骨、头颅自重力曲度牵引，热疗。从一个多月后随访的情况看，情况是越来越好，说明颈部各种组织之间关系和谐，颈部脊神经根部没有明显的不良刺激。

十年多来，我们在临床上使用正骨枕正骨治疗颈腰椎病患者，年龄最小的 16 岁，最大的 90 岁。通过电话、微信与患者保持沟通指导指导治疗，交流体会、倾听患者的诉说，治疗情况反馈。掌握了大量的第一手治疗经验，良性的互动推动了正骨疗法的传播普及。使一部分即将接受手术治疗的患者解除了病痛，也治愈了手术后效果不理想患者。

通过上述典型病例分析我们了解到，颈腰椎病的临床表现多种多样，大多数颈腰椎病呈慢性发展，症状逐步加重。颈腰椎病不需要手术治疗的患者，有 5 种基本的治疗手段。最有效的治疗手段依次为：①健康教育。使患者通过系统了解自己疼痛或者不适的原因，从而调整生活方式，合理使用身体避免疾病的发生；②运动训练。借助设备采用特殊设计的动作，对颈腰部关节的稳定肌群进行功能训练；③物理治疗。采用热能、短波、脉冲等治疗局部无菌性炎症和肿胀等；④矫形器与支具的使用。对变直的生理曲度和排列不齐的颈腰椎进行矫形、颈腰部伤痛使用颈腰围等；⑤药物治疗。药物治疗一般作为辅助治疗手段，最常用的有止痛药、脱水药、类固醇（慎用）、维生素、钙剂、依降钙素、氨基葡萄糖等。

总体来讲，药物的治疗效果有限。那么，我们看到这些典型病例的疗效都很好，其原因就在于正骨治疗颈腰椎病，使用的正骨枕具备了上面提到的 5 种基本治疗手段的 3 种作用：①运动锻炼了颈腰部的肌肉，使颈腰部的稳定肌群力量增强，同时增强了颈腰椎的稳定性。②正骨，矫正了颈腰椎的生理曲度，圆形的正骨枕在颈腰部矫正恢复了颈腰椎的生理曲度，可以使变直或轻度反曲的生理曲度得到矫正，或者处于代偿位置。③理疗的作用，正骨枕内热水的传导热疗，头颅、腰部自重力的牵引作用，颈腰部软组织与正骨枕之间的按摩作用等。

正骨枕疗法的这三种作用又恰恰是最关键、最有效的。同时我们在诊治和随访过程中反复对患者强调了工作、生活习惯的重要性，要求患者减少手机使用时间，尽可能减少在电脑办公桌前久坐，要适当地运动，选择合适的枕头等，都是正骨枕疗法取得良好疗效的保证。当然，再好的治疗方法都有它的局限性，正骨枕疗法也不例外，比如严重的脊髓型颈椎病，严禁使用颈腰椎正骨枕疗法治疗，诊断明确后应尽快手术治疗避免耽误病情造成严重后果。希望广大的患者和同人在临床使用过程中不断总结经验，使正骨治疗颈腰椎病的正骨枕疗法扬长避短，更好地为患者服务。

自古以来"上工治未病"是防治疾病的最高境界，尤其对颈椎病的预防至关重要。颈椎病的预防要从娃娃抓起，最好的治疗方法也不如预防。自婴儿刚刚出生后就应该重视脊柱健康的问题，从哺乳、睡眠使用枕头都要注意细节，到孩子会爬了，要给孩子一个适合爬行的环境，多爬行对孩子的脊柱发育有益。学龄前让孩子养成良好的生活学习习惯非常重要，可以避免日后颈椎病带来的麻烦。

1. 学龄前的孩子尽量不要用手机等电子设备。

2. 开始上小学就要保持正确的学习姿势，坚持头离桌一尺，胸离桌一拳，手离笔尖一寸，不可躺着看书。躺着看书易造成颈椎曲度变直甚至反曲，影响孩子发育。

3. 要让孩子养成良好的坐姿习惯。尽可能保持自然端坐位，头部略微前倾，保持头、颈、胸的正常生理曲线。

4. 要让孩子养成学习或看电视、玩手机时间断休息的习惯。应在1~2小时后，有目的地进行前、后、左、右转动头颈部，轻柔、缓慢地使头颈部转动到该方向的最大运动范围；每当学习过久后，应抬头向远方眺望1分钟左右。

5. 要让孩子多做户外运动多接触阳光，有利于孩子骨骼系统的发育。青年人、中老年人颈椎病的预防，要多渠道掌握颈椎病的防治常识，保持良好的生活习惯，尽可能地少用手机或在电脑前久坐。

避免长时间驾车或乘坐车时的挥鞭伤；选择合适的枕头；积极参加户外运动等。经常使用正骨枕进行颈腰部的锻炼，对于颈椎腰病的预防往往可以取到事半功倍的效果。

日常生活中对颈腰椎病饮食方面的保健措施也比较重要。具有补益延年的食物补品，从中医养生抗衰防老所确立的治则治法来看，多从补益肺、脾、肾方面入手，对历代保健医疗食谱中所含食物成分进行统计，发现其功效也以调补肺、脾、肾三个方面为多。食补、食疗方中以抗衰老为主要功效，出现率较高。基本归肺脾肾三经方面的食物有以下几种。

白扁豆、豌豆、薏米、蚕豆、粳米、糯米、小米、稻米、大麦、黑大豆、荞麦、黄豆、小麦、核桃、大枣、栗子、龙眼、荔枝、莲子、山药、藕、芡实、桑葚、山楂、乌梅、落花生、百合、白果、杏仁、荸荠、梨、罗汉果、橄榄、黑芝麻、枸杞子、生姜、芫荽、萝卜、芋头、冬瓜、大蒜、西瓜、苹果、荷叶、酸枣仁、白砂糖、蜂蜜、橘皮、蘑菇、银耳、木耳、紫苏叶、茶叶、香椿、茼蒿、木瓜、韭菜籽、南瓜、紫菜、海带、海藻、淡菜、海参、猪肤、牛乳、鹌鹑蛋、猪肝、牛肉、鹿肉、鹿胎、鹿鞭、鸡肉、鸭肉、鲤鱼、鲫鱼、鳝鱼、牡蛎肉等。

食物与药物都有治疗疾病的作用。但食物每人每天都要吃，较药物与人们的关系更为密切，所以历代医家都主张"药疗"不如"食疗"。古代医者是这样想，也是这样做的。在治疗过程中，确实先食疗，后药疗。只有在食疗不能起效时，才给予药疗。以上具有抗衰防老作用的食物颈腰椎病患者适当食用也是非常有益的。

参考文献

［1］徐永清，刘宗良.颈肩腰腿痛应用解剖.昆明：云南科技出版社，
　　2012.

［2］王诗忠.颈椎病社区康复.北京：中国中医药出版社，2010.

［3］张卫华.颈椎病的诊断与非手术治疗.北京：人民教育出版社，
　　2014.

［4］钟启胜，吕军，孙亚晶.常见病处方手册.北京：化学工业出版社，
　　2013.

［5］李明，牛云飞.颈椎病 200 问.上海：第二军医大学出版社，
　　2013.

［6］刁文鲳.向脊柱要健康.北京：中国轻工业出版社，2014.

［7］甘宗东，陈代陆，徐永清，等.特制竹筒热疗枕治疗颈椎病 500 例
　　（附 140 例神经根型颈椎病疗效观察）.中国民族民间医药，
　　2012，9（21）：18.

［8］甘宗东，陈代陆，徐永清，等.颈椎曲度牵引器治疗颈椎病的疗
　　效观察.西南国防医药，2014，8（26）：8.

［9］甘宗东，陈代陆，徐永清，等.颈椎曲度牵引器治疗颈源性头痛
　　24 例.人民军医.2013 年全军基层部队医疗机构学术交流会论文

专刊，2013.

[10] 戴庆，淮小芸，曹慧旋，等.颈椎曲度牵引器治疗颈椎生理曲度变直 48 例.中国疗养医学，2014，3.

[11] 黄如玉.护好脊，永别慢性疼痛.南京：江苏科技出版社，2014.

[12] 郭险峰.颈肩腰腿痛自我治疗.北京：人民军医出版社，2014.

[13] 杨玺.走出颈椎病认识和防治误区.西安:西安交通大学出版社，2013.

[14] 马奎云，孙孝先.新编颈椎病学.郑州：郑州大学出版社，2014.

[15] 柏立群，周波.颈椎病可防可治.北京：金盾出版社，2012.

[16] 任文琪,王锐.从"骨正筋柔,气血以流"谈颈腰椎病的预防.江西中医药，2015，46（387）：16-17.

[17] 彭佳君.颈椎病的治疗.养生保健指南，2019，13.

[18] 吕有魁，何宗宝，陈东昌.国内颈椎性血压异常发病机理研究概况.颈腰痛杂志，2007，28（1）：61-62.

[19] 储德林.颈椎病误诊病例分析.按摩与康复医学，2012，3（12）：76-77.